BRIGITTE

se (re)met au sport

MARION **PISCIONE**

BRIGITTE se (re)met au sport

PILATES, YOGA ET DÉHANCHÉS DÉCOMPLEXÉS

JouVence

Dans la même collection aux Éditions Jouvence

Brigitte à la mer, Mathilde Blancal
Brigitte et les montagnes russes, Lali Dugelay

ÉDITIONS JOUVENCE
Route de Florissant, 97 – 1206 Genève – Suisse
Site Internet : www.editions-jouvence.com
Mail : info@editions-jouvence.com

Catalogue gratuit sur simple demande.

ISBN : 978-2-88953-922-2

Maquette de couverture :
Éditions Jouvence, Adobe Stock © GraphicArtist
Illustration de couverture : Piment Martin
Maquette intérieure : Charlotte Thomas
Mise en pages : Frank Pitel
Illustrations intérieures : voir en fin d'ouvrage

SOMMAIRE

Certains exercices proposés dans ce cahier sont disponibles en version audio. Plusieurs QR code sont mis à votre disposition pour les visualiser tout au long de l'ouvrage. Vous pouvez également les consulter en ligne via ce lien : https://editions-jouvence.com/brigitte-se-remet-au-sport-videos/

Introduction

- Faire le bilan de l'été
- Apprécier les souvenirs de vacances
- Constater qu'il faut reprendre le sport !

Les maillots de bain traînent encore dans le sac de plage que Brigitte ne se résout ni à vider ni à ranger tant l'air des vacances est encore présent. Le teint hâlé, bracelet coquillage au poignet, elle admire fièrement ses marques de bronzage dans le miroir. Pourquoi tant de filles font tout pour ne pas en avoir, alors qu'elle, la Parisienne à la peau couleur aspirine, les afficherait volontiers comme un trophée ? *« Youpi, regardez ! J'ai bronzé ! »* Recto, verso, elle admire ses fesses toutes blanches et son dos bruni par le soleil. **Une invitation à l'évasion.** Le sable, l'odeur de la crème solaire, les bains de mer, les cocktails, les apéros entre copines, les bretzels (ses biscuits apéro préférés), les glaces supplément chantilly… Non mais qu'est-ce que c'est que ça ?! Devant le miroir, Brigitte, dont le regard se portait plus haut, s'attarde sur ses cuisses. C'est vrai qu'elle les déteste et qu'elle a appris à vivre, depuis son adolescence, avec ce complexe. Mais là, c'est la cata. De toute évidence, ses vacances festives et ensoleillées ne lui ont pas laissé pour seul souvenir sa peau bronzée. Peut-être… deux ou trois kilos ? Elle essaie de jauger, comme lorsqu'elle se lance dans la préparation d'un gâteau : au pif. Hors de question de monter sur la balance, aucune envie de chiffrer ses petits excès de l'été. De face, de dos, de haut en bas, oui, elle miserait bien sur deux bons kilos. Son jean taille haute coupe droite lui confirmerait certainement l'information mais il est propre, tout rêche et légèrement rétréci par la machine à laver, ça pourrait fausser l'évaluation. Brigitte préfère se contenter d'un constat certes approximatif mais révélateur d'une évidence : **il faut reprendre le sport.**

RETOUR à la réalité

- Définir les activités qui te conviennent le mieux
- Faire le point sur les bienfaits du sport
- Réussir à te sentir bien dans ton corps et dans ta tête

Reprise en douceur

Les vacances sont bel et bien finies, Brigitte doit s'y résoudre. C'est qu'elle avait pris goût au *farniente* et à la *dolce vita* ! Partir à la mer lui a fait le plus grand bien. Quel bonheur de désactiver la sonnerie du réveil, de ne plus avoir d'horaires, d'échapper ne serait-ce que quelques jours à l'effervescence parisienne, au rythme effréné de la routine métro-boulot-dodo, même si, pour sa part, c'est à pied qu'elle se rend chaque jour au bureau. Cette vie bien remplie de trentenaire parisienne lui convient, Brigitte ne s'en plaint pas. Mais changer d'air et de paysage, ralentir le rythme pour se la couler douce lui a permis de recharger les batteries. Même si c'est à contrecœur qu'elle avait fait sa valise pour rentrer à Paris et quitter l'air marin, elle a retrouvé avec plaisir son appartement et ses quatre chats. Grimper les quatre étages chargée comme une mule ne fut pas pour autant une mince affaire. Trouver son trousseau de clés dans son immense sac non plus. Pas patiente pour un sou, elle n'avait pas tardé à en renverser tout le contenu sur le paillasson, étalant sur le sol portefeuille, baume à lèvres, chewing-gum, déodorant, gourde, écouteurs filaires, paquet de mouchoirs, et le numéro qu'un certain Léo avait dû lui écrire sur un bout de ticket de caisse parce qu'elle n'avait plus de batterie sur son portable. « *Ah oui, il était pas mal, lui !* », mais Brigitte ne l'avait jamais rappelé.

Et c'est ainsi que sa vie trépidante a repris. De rendez-vous pro en *happy hours*, ses journées sont bien remplies, mais au regard de la cellulite qui semble s'être bien installée sur ses fesses, il va falloir faire de la place dans le planning et trouver le temps de se bouger le popotin autrement qu'en *twerkant* lors d'une soirée copines.

Brigitte n'est pas une grande sportive, mais elle n'est jamais restée longtemps sans pratiquer une activité. Quand elle était enfant, ses parents l'avaient inscrite au

conservatoire de danse. Ballerines et tutu l'ont accompagnée des années durant, malgré sa fâcheuse tendance à préférer sortir des rangs plutôt qu'à garder sa place dans le quadrille. Créative et tête en l'air, combien de fois n'a-t-elle pas oublié ses pas de danse lors du spectacle de fin d'année !
Plus tard, elle s'est essayée à l'athlétisme et s'est vue plusieurs fois récompensée pour ses performances en saut en longueur et au 100 mètres haies. Adulte, c'est le Pilates et plus récemment le yoga qui lui ont permis de garder une petite routine sportive. Perdre quelques kilos ne serait pas de refus, mais si Brigitte fait du sport, ce n'est pas forcément pour maigrir, **c'est avant tout pour rester en forme, se sentir bien dans son corps et dans sa tête**. Toujours est-il que, malgré sa propension à intégrer le sport dans sa vie, s'y remettre après des semaines sans pratiquer est toujours un vrai défi. « *Alors que c'est si facile de se remettre à la glandouille* », observe-t-elle avec humour.

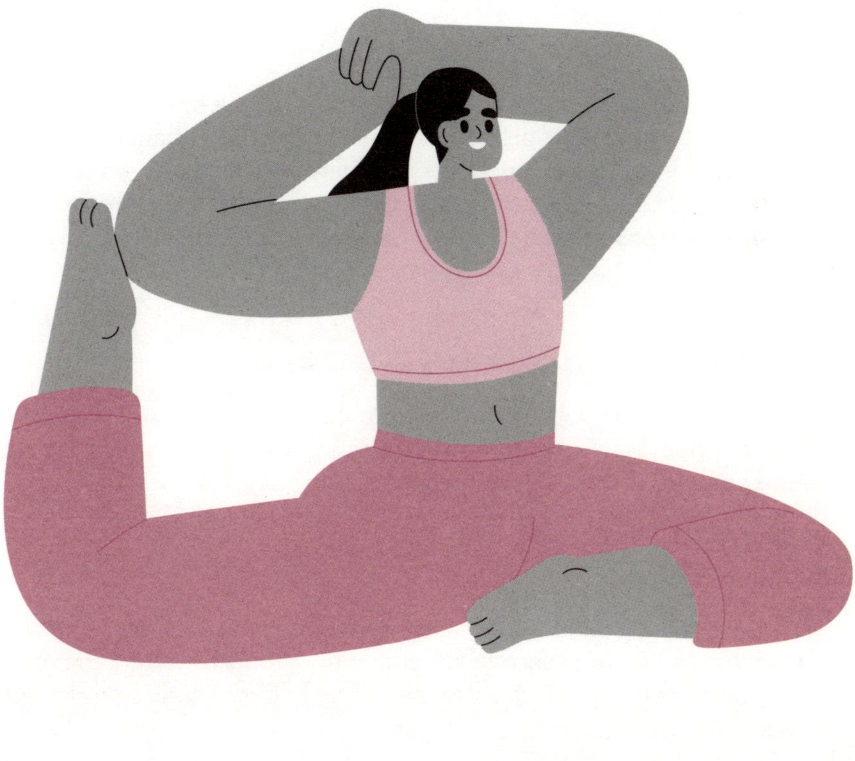

TIPS

POUR TE REMETTRE AU SPORT EFFICACEMENT

Commence tranquille !

Pas la peine de te lancer dans des séances trop longues et trop intenses. Mieux vaut commencer tout doux afin de se sentir bien, ne pas souffrir et garder la motivation pour continuer !

Essaie de planifier tes séances

Dans ta vie à 100 à l'heure et ton planning de ministre, cale tes séances de sport, mais avec un objectif réalisable. Il sera peut-être plus facile pour toi d'intégrer deux séances par semaine, quitte à augmenter la fréquence ensuite, que d'en prévoir quatre sans réussir à garder le rythme sur la longueur.

Choisis une activité qui te plaît

Le jogging est à la mode mais tu détestes courir ? Ne te fixe pas cet objectif dès le départ car il est fort probable que tu finisses par abandonner. Pour une vraie bonne reprise du sport, fais-toi plaisir et trouve ce qui te correspond le mieux : cours collectif, cours particulier, sport à la maison… Il est important de ne pas associer le sport à trop de contraintes pour ne pas se décourager.

Mise sur des exercices simples mais efficaces

Pour une reprise du sport à la maison, tu peux par exemple instaurer de petites routines. Mardi, renforcement des jambes. Jeudi, abdos fessiers. N'hésite pas à suivre des vidéos en ligne !

Sois régulière et va crescendo

Une fois que tu as trouvé tes créneaux dédiés au sport, essaie de t'y tenir. C'est comme ça que tu progresseras et que tu ne pourras plus t'en passer ! Mais si parfois la flemme l'emporte, ne t'en veux pas, il suffira de rattraper la séance plus tard.

Kif et motivation

Brigitte est une habituée du studio de Pilates et de yoga situé à mi-chemin entre son travail et son appartement. Avec un système d'inscription à la carte, elle réserve parfois sa place dans un cours collectif *via* Internet. Parfait pour elle ! Aucun engagement, aucun abonnement, elle décide au jour le jour, pour ne pas dire… au cours le cours !

Mais elle pratique aussi de plus en plus dans son salon. Entre les petites routines qu'elle a réussi à mettre en place et les vidéos en ligne, elle parvient à faire du sport régulièrement et à maintenir sa forme. **Encore faut-il réussir parfois à trouver la motivation** de se bouger les fesses plutôt que les laisser posées dans le coussin moelleux de son canapé.

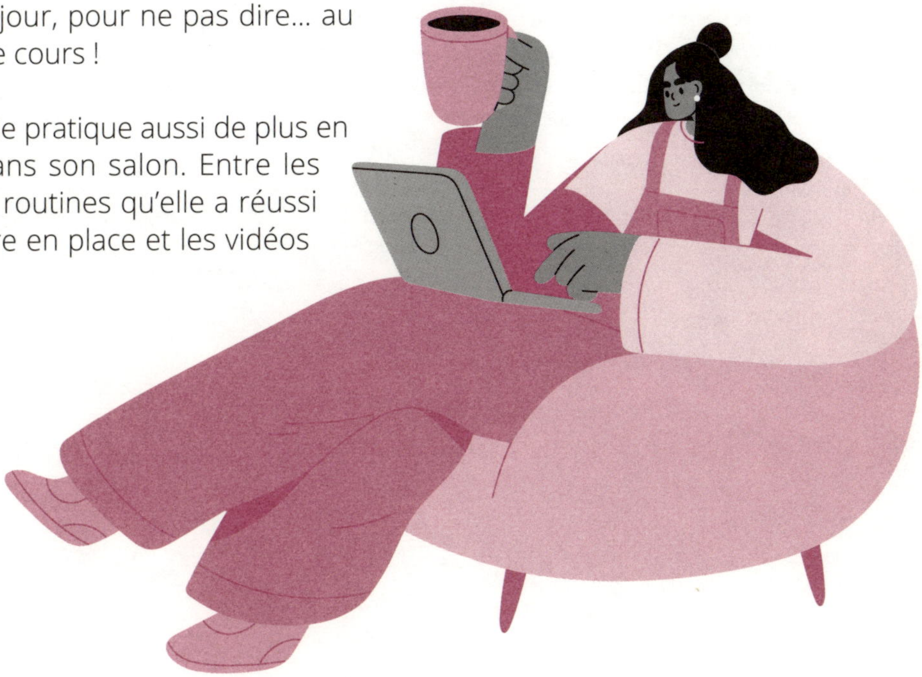

TIPS

POUR RETROUVER LA MOTIVATION

Plus que les squats ou le gainage, la motivation est parfois ce qu'il y a de plus compliqué à gérer dans la pratique du sport. C'est un vrai défi, bien plus que tenir en planche pendant 1 minute !

Intégrer et maintenir une activité physique régulière dans sa vie est un chemin semé d'embûches et de déviations : fatigue, stress, contraintes professionnelles, familiales, imprévus en tout genre. Il arrive bien souvent que le sport n'apparaisse qu'en fin de liste des priorités. Pourtant, intégrer une activité physique dans sa vie la facilite sous bien des aspects : moins de stress, meilleure forme, système immunitaire boosté, sommeil au top.

L'exercice stimule également la libération d'endorphines, hormones qui agissent comme des analgésiques et améliorent l'humeur. Les sportifs, après une session, ressentent souvent bien-être et positivité. On parle d'ailleurs de l'euphorie du coureur !

Quelles sont tes fausses excuses ?

....

....

....

Quels sont les bienfaits que tu remarques après une séance de sport ?

....

....

....

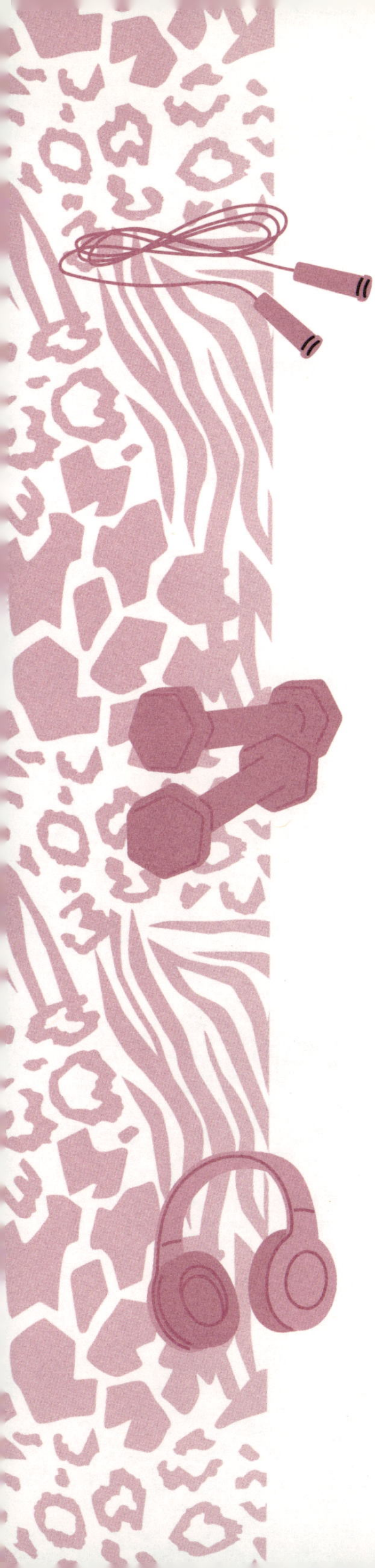

Brigitte peut l'assurer : il n'y a pas que les glaces vanille/noix de pécan devant une série Netflix qui peuvent consoler. Une bonne séance de sport apporte aussi du réconfort. L'an dernier, alors qu'elle est toujours celle qui détale dès qu'une relation s'installe, il a fallu gérer un petit chagrin d'amour. Il était drôle et incroyablement séduisant, charismatique et très indépendant. Brigitte a succombé dès la première rencontre. Pas de site Internet ou d'appli cette fois, les premiers échanges ont eu lieu lors d'un dîner entre amis. Fraîchement célibataire, il lui avait été présenté par l'une de ses meilleures copines, persuadée que ça « matcherait ».

Bingo, dans le mille, cela faisait bien longtemps que Brigitte n'avait pas ressenti tous ces papillons qui venaient soudainement lui chatouiller le ventre. Les *dates* s'étaient enchaînés, les soirées puis les nuits aussi. Mais le bellâtre avait finalement voulu en rester là. Ô diable ! Ô désespoir ! Le château de cartes qu'elle commençait à projeter dans sa tête s'est effondré. Et après quelques jours de léthargie et de carnage sucré, c'est le sport qui l'a sauvée. Brigitte n'a jamais été aussi assidue que durant cette période-là. Comme le Pilates et le yoga ne suffisaient pas, elle s'était mise à la course à pied alors qu'elle n'a jamais aimé ça. Mais courir la défoulait, chassait ses tristes pensées, atténuait la boule qui lui triturait le ventre. En sueur et essoufflée, elle se sentait incontestablement plus sereine et positive. Depuis, **Brigitte sait que le sport, c'est bon pour le moral !**

TEST

QUEL TYPE D'ACTIVITÉ PHYSIQUE TE CORRESPOND LE PLUS ?

1. Ton principal objectif :

- [ ] **A.** Améliorer ta condition physique générale
- [ ] **B.** Perdre du poids
- [ ] **C.** Te détendre et réduire le stress
- [ ] **D.** Avoir des contacts sociaux et rencontrer de nouvelles personnes
- [ ] **E.** Développer tes compétences et tes performances

2. Quel environnement préfères-tu pour faire du sport ?

- [ ] **A.** En plein air
- [ ] **B.** À la maison
- [ ] **C.** En salle de sport
- [ ] **D.** Dans un cadre social (cours collectifs, clubs)
- [ ] **E.** Peu importe, tant que tu es active

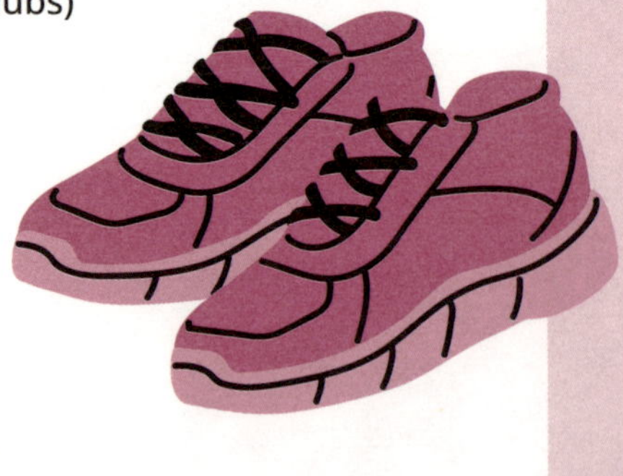

3. Tu préfères les activités :

- [ ] **A.** Individuelles
- [ ] **B.** En petit groupe
- [ ] **C.** En grand groupe
- [ ] **D.** Peu importe, selon l'activité
- [ ] **E.** Tu préfères alterner entre les deux

4. Tu préfères :

- [ ] **A.** Les activités d'endurance (course, vélo)
- [ ] **B.** Les activités de renforcement musculaire (musculation, Pilates)
- [ ] **C.** Les activités relaxantes (yoga, méditation)
- [ ] **D.** Les sports collectifs (football, basket-ball)
- [ ] **E.** Les activités techniques (escalade, arts martiaux)

5. À quelle fréquence penses-tu pouvoir pratiquer une activité physique ?

- [ ] **A.** Quotidiennement
- [ ] **B.** De 2 à 3 fois par semaine
- [ ] **C.** De 1 à 2 fois par semaine
- [ ] **D.** De manière flexible, sans rythme strict
- [ ] **E.** Selon ton emploi du temps et ton énergie

6. Tu préfères pratiquer une activité :

- [ ] **A.** Intense et exigeante
- [ ] **B.** Modérée avec des variations
- [ ] **C.** Douce et apaisante
- [ ] **D.** Dynamique et énergique
- [ ] **E.** Variée selon tes envies et ton énergie

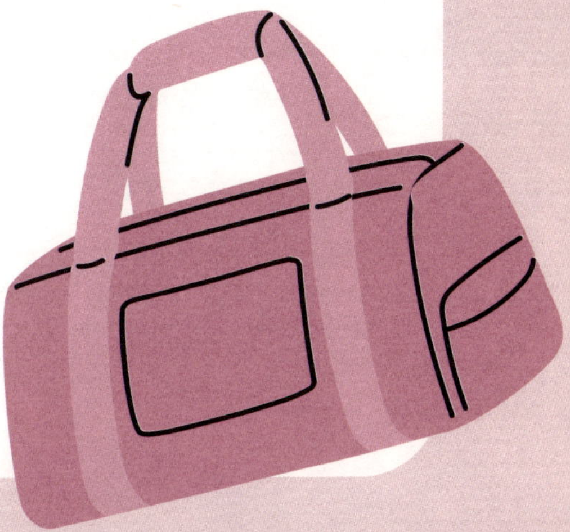

TEST

Résultats

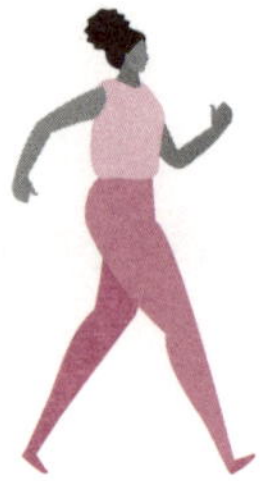

Max de A :

Course à pied, vélo, rando, les activités d'endurance en plein air, c'est pour toi !

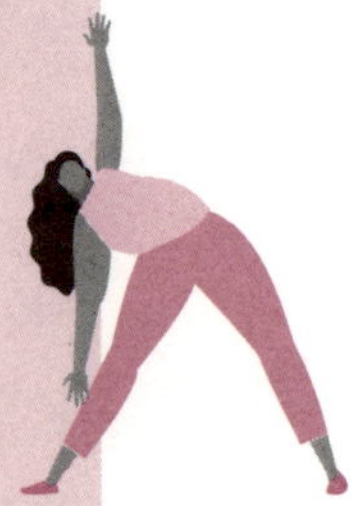

Max de B :

Tu es faite pour les activités à la maison ou en salle de sport avec une composante de renforcement musculaire. Musculation, Pilates ou fitness devraient te plaire.

Max de C :

Tu recherches plutôt des activités relaxantes et apaisantes. Le yoga, le tai-chi ou la méditation guidée te conviendraient parfaitement.

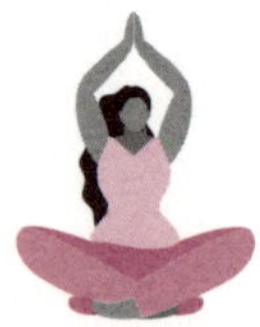

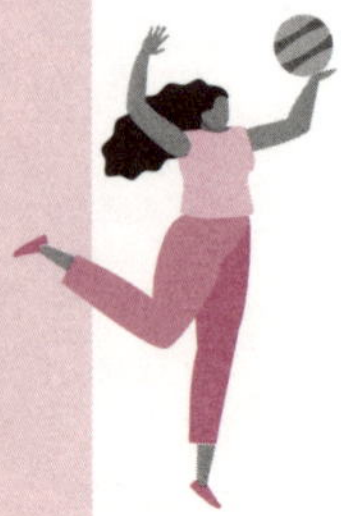

Max de D :

Tu aimes participer à des activités en groupe. Les sports collectifs, comme le foot, le basket ou les cours collectifs de fitness, sont faits pour toi.

Max de E :

Tu es attirée par les activités techniques et variées. Tente l'escalade, les arts martiaux ou toute activité qui combine technique et engagement physique.

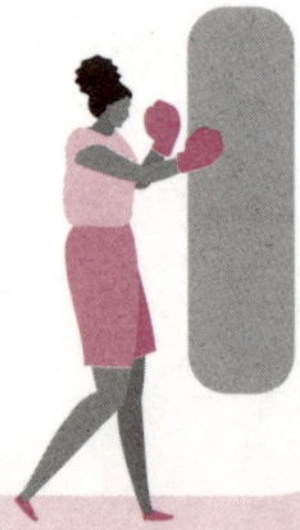

Si Brigitte réalisait ce test, sans surprise, elle aurait une majorité de B, elle qui adore le Pilates, le yoga et le renforcement musculaire, parce qu'ils se pratiquent dans la douceur, avec un engagement dans le temps, sans trop de matériel, et offrent **des résultats physiques plus que visibles et probants**. Ce n'est pas demain qu'elle aura un corps de mannequin, d'ailleurs elle n'en veut pas, mais en revanche, bien-être, dynamisme et fermeté, elle prend !

Maintenant que la rentrée est passée et que la vie a repris son rythme effréné, il est donc temps de ressortir chaussettes, baskets, leggings et tapis pour retrouver la forme, gérer le stress et avoir un moral d'enfer !

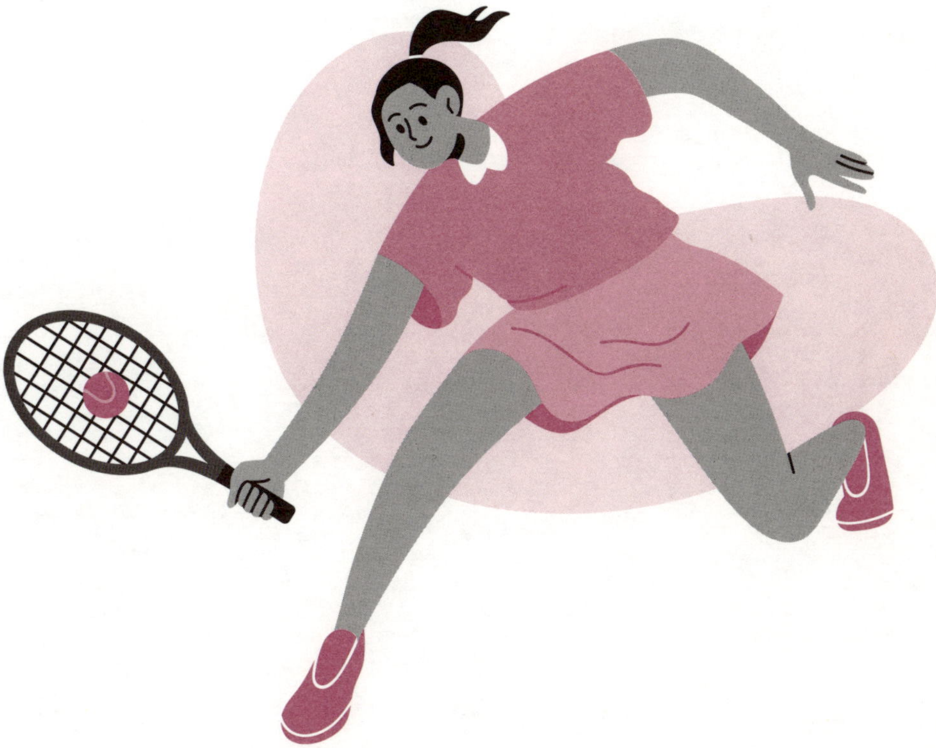

SPORT

et bonne humeur !

- Trouver la tenue de sport idéale
- Se muscler dans la sueur, la joie et la bonne humeur
- Découvrir la danse, le gainage et le *Magic Circle*

Dress code

À l'image de sa vie sentimentale, le dressing de Brigitte est un foutoir sans nom. À quatre pattes, le nez fourré dans un grand panier d'osier, elle tente de remettre la main sur ses leggings de sport. Elle était pourtant sûre de les avoir rangés là, sous l'étagère à pyjamas. Si seulement elle était un peu plus ordonnée ! Perruque années 1980, soutien-gorge à paillettes, paires de chaussettes dépareillées, ceintures... Le panier regorge de surprises et de trouvailles, mais pas une seule tenue de sport en vue. Allez Brigitte, un petit effort ! Assise sur son lit, elle réfléchit. Et si elle oubliait toutes ces vieilleries ? Et si elle allait se refaire une garde-robe spéciale sport ? Mais quelle excellente source de motivation ! Ni une ni deux, elle ouvre son appli préférée d'achats de fringues de seconde main car oui, Brigitte met un point d'honneur à raisonner sa consommation, surtout quand il s'agit de remplir son dressing. Finis les achats compulsifs, les vêtements qui dorment au fond du placard... Depuis plusieurs mois, elle vend quelques éléments de son dressing, et achète à petit prix des pépites en si bon état qu'on devinerait à peine qu'elles ont pu être portées.

Cela fait partie des quelques engagements écoresponsables qu'elle s'est fixés : trier les déchets, bien sûr, ne plus rester trois heures sous la douche – pas facile quand on est adepte des concerts sous l'eau chaude –, faire ses courses chez le primeur au bout de la rue pour **manger frais et local**, et acheter des fringues de seconde main. Connectée à l'appli, Brigitte affine sa recherche « vêtements de sport femme » et coche sa taille : 40. Dès les premiers *scrolls*, elle commence à remplir sa *wishlist*.

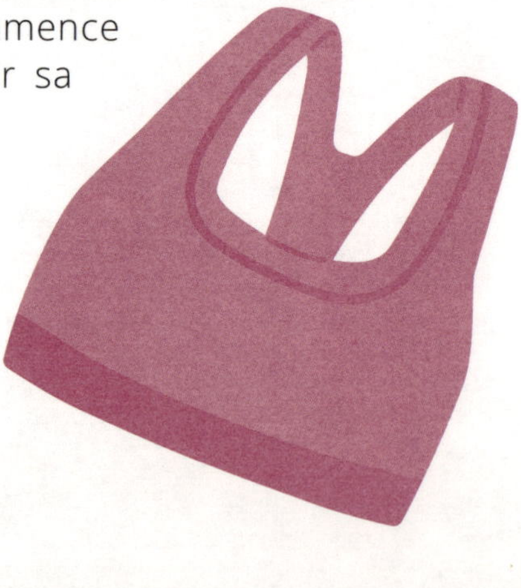

JEU

SPORT *WISHLIST*

Brigitte veut de la couleur pour faire du sport dans le confort, le style et la bonne humeur :

- ➜ legging en coton taille haute rose framboise ;
- ➜ brassière de maintien rose framboise avec bretelles croisées dans le dos ;
- ➜ legging léopard ;
- ➜ brassière de maintien noire ;
- ➜ tee-shirt *crop top* ample ;
- ➜ sweat *oversize* ;
- ➜ baskets colorées ;
- ➜ paires de chaussettes montantes.

Et toi, quelle est ta *wishlist* ?

➜ ....

➜ ....

➜ ....

➜ ....

➜ ....

➜ ....

➜ ....

➜ ....

➜ ....

Brigitte n'est pas du genre à aimer les conventions. Un peu fantasque, légèrement décalée, elle ne rechigne jamais sur quelques petites excentricités. Vestiges de vieux spectacles de fin d'année et de soirées à thème plus récentes et bien arrosées, jupons de tulle et tutus volumineux remplissent un tiroir entier de sa commode. C'est son petit coin d'insouciance et de fantaisie, un clin d'œil à son côté *girly*, cette face un peu cachée d'elle-même, que la vie quotidienne laisse trop souvent dans l'ombre du métro-boulot-dodo.
La danse classique, qu'elle a pourtant beaucoup pratiquée petite, n'est pas vraiment au programme de sa routine sport, mais qu'importe, rien ni personne n'interdit de faire planches et abdos en tenue de petit rat de l'opéra. **Oui, faire du sport et s'amuser, c'est autorisé !** Il y a aussi ce diadème caché au fond du panier en osier, l'accessoire parfait pour incarner classe et motivation.

Poussez-vous, Brigitte, reine du sport, princesse du royaume des abdos, duchesse du fessier musclé, entre en scène !

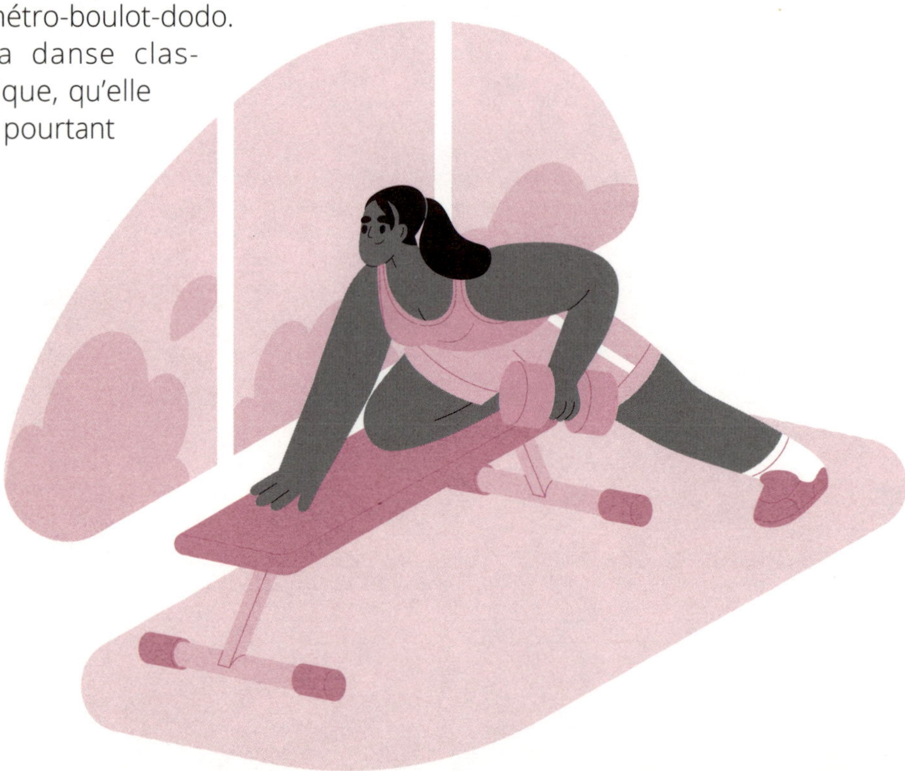

Danse, Pilates et *Magic Circle*

EXERCICE

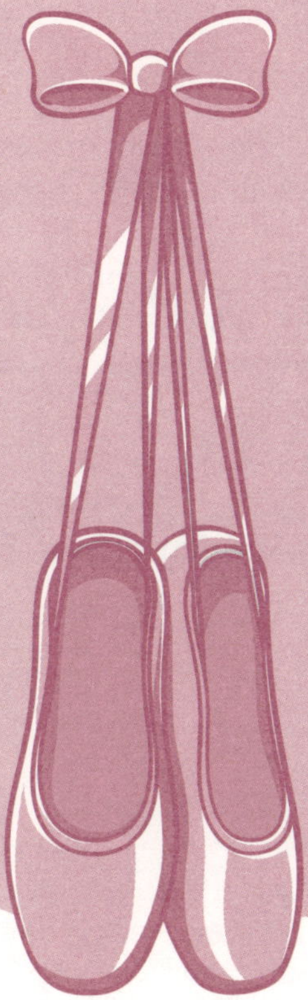

Les exercices de danse classique ne sont pas toujours et exclusivement réservés aux ballerines des conservatoires et ballets de grande renommée.

Ce qui relève d'un simple échauffement à la barre peut se pratiquer à la maison, sans aucun matériel, pour travailler l'équilibre et les muscles profonds, sans souffrir ni s'essouffler !

Tu peux, si tu le souhaites, scanner le QR code suivant pour avoir accès à l'exercice en vidéo :

Debout, pieds talons l'un contre l'autre en position 10 h 10 (comme les mains sur le volant, mais avec les pieds), mains à la taille, bassin rétroversé – c'est-à-dire légèrement basculé vers l'avant –, dos droit, épaules basses, nuque bien dégagée.

CYCLE 1

Tends la jambe droite vers l'avant, pied bien en pointe, et relève-le à mi-hauteur. Reste 5 secondes et repose la pointe du pied au sol, la jambe toujours bien tendue.

Répète à gauche.

Répète à droite et en pointant, cette fois, jambe bien tendue, le pied sur le côté, à 45 degrés.

Répète à gauche.

Répète à droite en pointant, toujours la jambe bien tendue, le pied vers l'arrière, à 135 degrés. Brigitte n'aimant pas les chiffres, partons donc du principe que 135 degrés, c'est, en langage non chiffré, « un peu à l'arrière mais pas trop ».

CYCLE 2

Recommence le même cycle en partant du pied droit pointé cette fois vers le genou gauche, hanche ouverte, jambe d'appui bien tendue, pied gauche ancré au sol. Tends la jambe droite vers l'avant et reviens pied pointé au genou. Puis répète en tendant cette fois la jambe sur le côté, puis vers l'arrière (comme dans l'exercice précédent) en repassant à chaque fois par le pied pointé vers le genou gauche. N'oublie pas de faire la même chose à gauche !

Ces exercices d'échauffement de danse sont accessibles à toutes, et permettent, grâce à la recherche et au maintien de l'équilibre, de travailler les muscles en profondeur et dans l'allongement. Le cardio n'est pas trop sollicité mais la température commence à monter !

CYCLE 3

Au sol cette fois, allonge-toi sur le côté droit en alignant buste, bassin et chevilles. Coude droit au sol, pose la tête dans ta main. Lève la jambe gauche, et plie le genou gauche pour ramener la pointe du pied gauche sur le genou droit. Puis pointe le pied gauche vers le ciel et ramène la jambe gauche tendue contre la jambe droite. Répète 20 fois et fais de même de l'autre côté, allongée sur le flanc gauche.

Brigitte adore ces petits exercices, aussi simples qu'efficaces, surtout lorsque ses chats viennent jouer entre ses jambes, comme s'ils voulaient venir augmenter un peu le niveau de difficulté. Quand ce n'est pas l'un qui l'empêche de reposer son pied au sol, c'est l'autre qui lui chatouille le nez avec le bout de la queue.

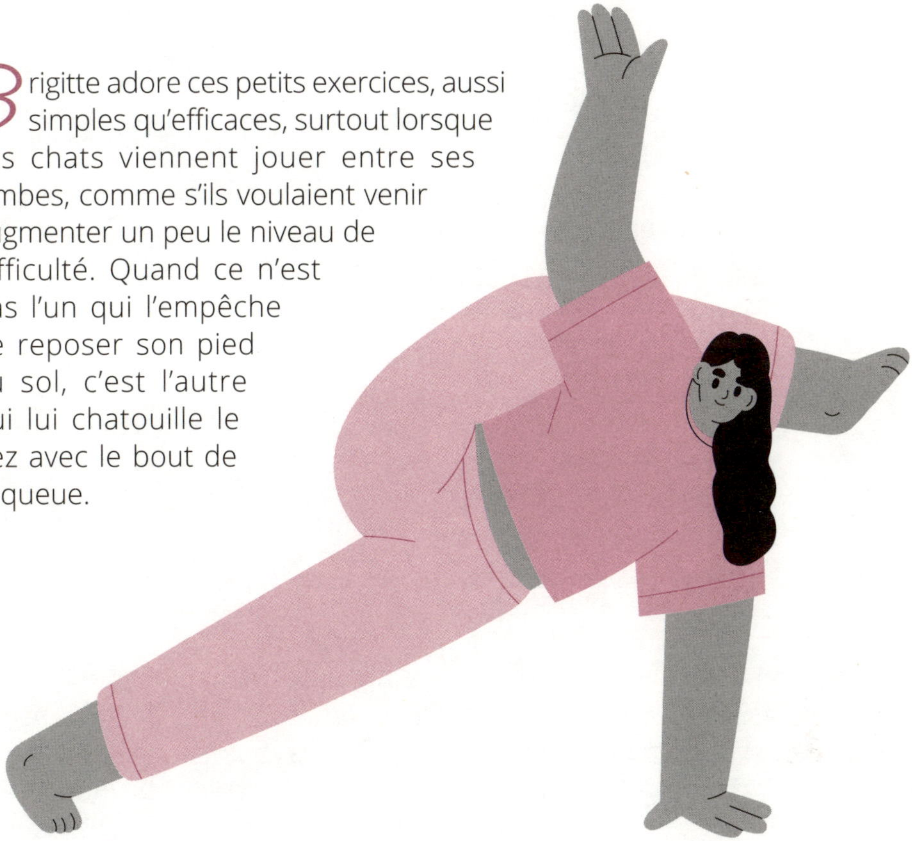

Ne serait-ce pas le moment idéal pour passer à quatre pattes et réaliser une petite série de chat-vache ? Grande adepte du yoga, Brigitte affectionne particulièrement cette posture et la pratique systématiquement, parfois même le matin au réveil. Le top pour travailler la mobilité de la colonne vertébrale et réveiller son corps.

EXERCICE

Tu peux, si tu le souhaites, scanner le QR code suivant pour avoir accès à l'exercice en vidéo :

1. **Position de départ :** commence à quatre pattes, avec les mains alignées sous les épaules et les genoux sous les hanches.
2. **Vache *(Bitilasana)* :** en inspirant, abaisse le ventre vers le sol tout en levant le regard et le coccyx vers le haut, ce qui crée une courbure descendante de la colonne vertébrale. En gros, creuse le dos et étire ta poitrine et ta gorge vers l'avant.
3. **Chat *(Marjaryasana)* :** en expirant, arrondis la colonne vertébrale vers le ciel, en rentrant le ventre et en ramenant le menton vers la poitrine. Le dos est bien rond, comme l'espace entre tes deux omoplates.

Si Brigitte maîtrise parfaitement les mouvements, elle n'arrive toujours pas à intégrer le nom des postures en sanskrit, ces mots à rallonge dont les profs de yoga sont si friands. Quitte à ne pas les retenir, autant créer son propre dialecte. « *Asana veut dire posture* », réfléchit-elle. « *Je fais la vache, puis le chat… je pratique donc de superbes* "Vachasana" *et* "Chattasana". » Brigitte pouffe en imaginant une prof de yoga dicter, avec un flegme imperturbable, des « *Vachasana* » et « *Chattasana* » à un parterre d'élèves morts de rire. Quelque peu déconcentrée, elle reprend son sérieux et réalise encore quelques étirements. Le dos creux, les épaules étirées vers l'arrière, le sternum déployé vers l'avant, elle miaule de plaisir.

Le *no pain, no gain*, hashtag en vogue sur les réseaux, très peu pour elle. Brigitte ne veut pas faire du sport pour souffrir, elle veut se vider la tête, décharger le stress, se détendre et s'amuser. Pour elle, c'est même **la clé du succès : se muscler dans la sueur, la joie et la bonne humeur**. Elle ne s'astreint qu'à des pratiques qui correspondent à son état d'esprit. Brigitte se souvient encore d'une séance de vélo RPM dont il ne lui reste que quelques bribes… Après 20 minutes à pédaler comme une dératée, devant un coach à la tenue aussi fluo qu'échancrée, Brigitte s'est ramollie, d'un coup d'un seul, les jambes en mousse, les oreilles sifflantes et la vue brouillée… Bim, trop essoufflée, en voulant descendre de son foutu vélo, elle est tombée. Face contre terre, les fesses en l'air ! Heureusement, pas de bobo, la chute fut bien trop lente et pathétique et n'a abîmé que sa propre dignité. Non, les sports qui lui font mal, Brigitte n'en veut pas. Elle veut rester dans sa zone de confort, ne pas dépasser ses limites, pour garder l'envie de pratiquer régulièrement.

Place donc au sport *funky* et *smily*, à la douceur même dans l'effort, à l'harmonie dans l'esprit et dans le corps !

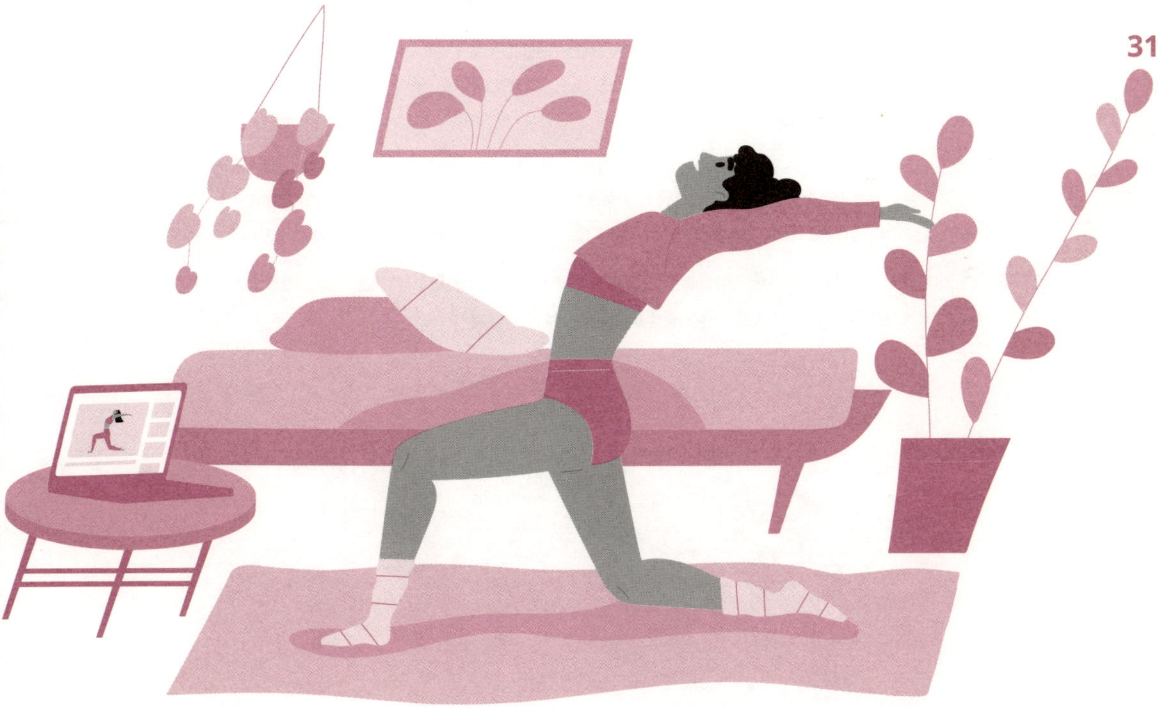

TIPS

CHOISIS BIEN TON TAPIS !

Le choix de ton tapis est important. S'il est trop fin, ou au contraire trop épais, trop glissant, tu peux vite être gênée dans ta pratique.

Pour bien choisir ton tapis, sois attentive à :

1. **l'épaisseur** : pour le yoga, un tapis d'environ 3 à 5 mm est conseillé. Pour le Pilates, il doit être un peu plus épais, autour de 6 à 10 mm ;
2. **le matériau** : les tapis en PVC sont durables mais pas des plus écologiques. Le top, ce sont les tapis en caoutchouc naturel qui offrent de bonnes alternatives écologiques et assurent une bonne adhérence ;
3. **la texture** : le tapis doit être agréable au toucher et permettre d'éviter les glissements. Une surface un tout petit peu rugueuse peut aider à mieux maintenir les poses ;
4. **l'adhérence** : c'est LE critère de choix le plus important. Le tapis doit permettre une bonne adhérence au sol, aux pieds et aux mains pour éviter de glisser, surtout dans les poses de yoga où la stabilité est essentielle ;
5. **le poids** : si tu prévois de transporter souvent ton tapis, il te faudra un modèle léger et muni d'une sangle de transport !

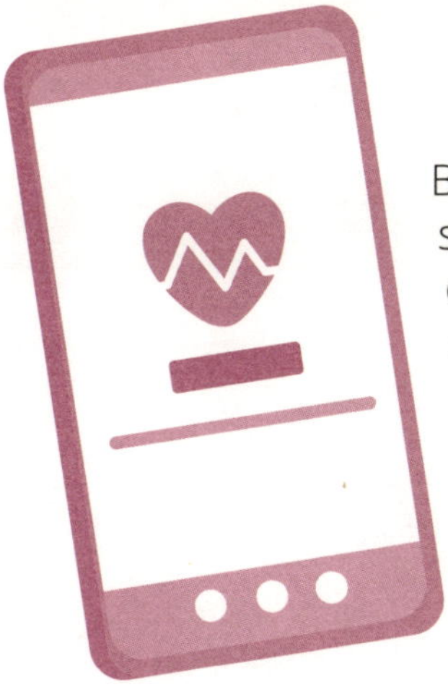

Brigitte ressent soudain l'envie de danser. Sur sa *playlist* intitulée « Grain de folie », elle sélectionne l'indémodable « Girls Just Wanna Have Fun » de Cindy Lauper. Tellement vue, revue, entendue, attendue, mais d'une efficacité redoutable pour lâcher prise, seule dans son salon. C'est si bon, ces petits pétages de plombs ! Une brosse à cheveux en guise de micro, Brigitte chante à tue-tête, les yeux fermés, enchaînant pas de danse et petits déhanchés. *« Moi aussi j'ai droit à mon quart d'heure de folie »*, lance-t-elle, amusée, à ses chats médusés.

La musique fait intégralement partie de sa vie. Dans la joie comme dans la peine, le sport ou le ménage, à chaque *playlist* son contexte, sa situation.

Quand, le dimanche soir, le cœur est un peu lourd, elle n'hésite pas à cliquer sur « Chansons de pleurs ». Pour pleurer une bonne fois pour toutes, ouvrir les vannes, lâcher le trop-plein, en bonne hypersensible, Brigitte en a parfois besoin. Tout autant qu'en pleine euphorie, quand ce sont cette fois des musiques rythmées et entraînantes qui l'accompagnent et la font danser. **Pour le sport aussi, le choix de la *playlist* est primordial.** De l'échauffement à la fin de séance, les morceaux sont minutieusement choisis, triés en fonction des pratiques.

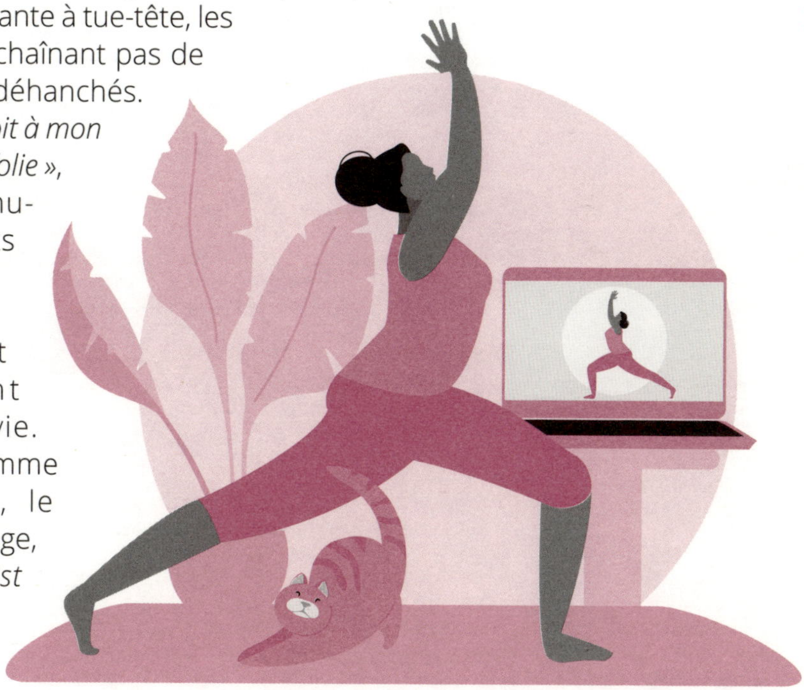

TIPS

TU CONNAIS LE TABATA ?

Brigitte dirait que c'est tout simplement « génial ! ». Rien de mieux pour rythmer une session sport à la maison sans se décourager.

Le principe est simple : 20 secondes d'efforts, 10 secondes de récupération. Pas d'embrouilles, ni de faux espoirs comme avec ces coachs en salle qui promettent toujours que ce sont les derniers squats d'une série alors qu'il en reste encore 50. Difficile de tenir quand on n'en voit plus la fin.

Avec le tabata, pas de mauvaises surprises, on sait qu'après 20 secondes d'effort, on peut souffler pendant 10 secondes, s'écrouler sur le tapis comme un vieux chewing-gum avant de reprendre.

Encore plus génial, les *playlists* de musiques tabata. Le décompte est cette fois proposé sur des reprises de chansons et titres connus, qui donnent autant envie de bouger que de chanter !

Des *playlists* entières de musiques tabata sont disponibles sur toutes les plateformes de streaming !

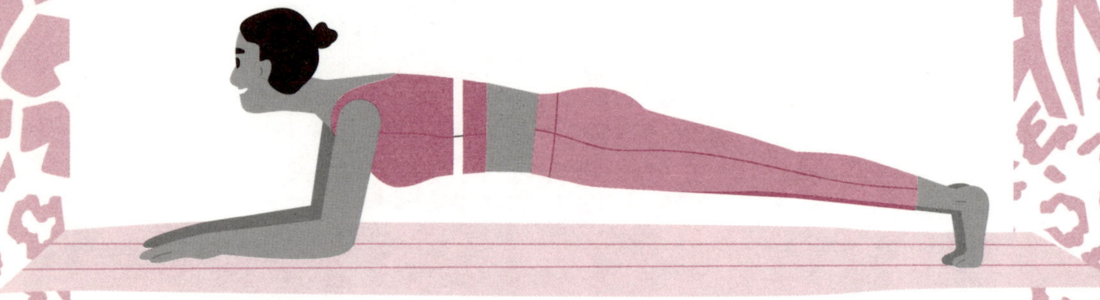

Pour Brigitte, pratiquer sur ces chansons rythmées par 8 rounds de 20 secondes a été une vraie révélation. Plus besoin de compter, elle se laisse désormais guider par les « *One, two, three, go !* ».

Rien de plus efficace pour enchaîner planches et abdos sans s'épuiser. D'ailleurs, il est temps de passer au gainage. Ce n'est pas qu'elle en raffole, mais Brigitte doit bien reconnaître que l'exercice est idéal pour renforcer sa sangle abdominale, et admirer ses jolis petits abdos dessinés. Car **le gainage, c'est efficace et ça se voit !** Assez rapidement peuvent apparaître de petites tablettes de chocolat.

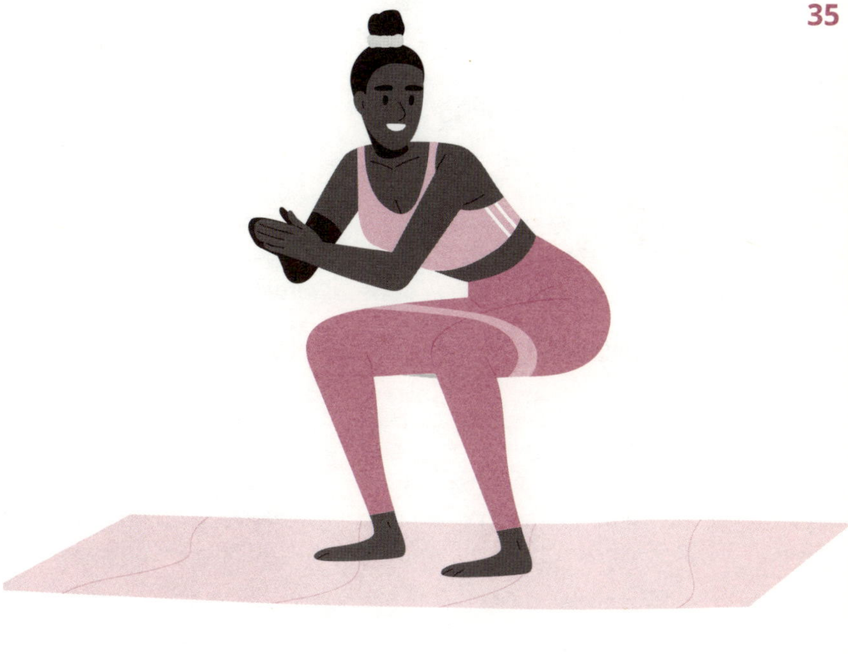

EXERCICE

LA PLANCHE

Tu peux, si tu le souhaites, scanner le QR code suivant pour avoir accès à l'exercice en vidéo :

Place-toi sur le tapis, à quatre pattes, coudes et avant-bras au sol.

Tends une jambe puis l'autre en crochetant tes orteils. Te voilà en planche.

Les fesses ne sont ni trop hautes, ni trop basses, les épaules sont orientées vers le tapis, pour que la zone entre les omoplates soit bombée (et non creuse). Aspire le nombril vers la colonne.

1er round

One, two, three, go, c'est parti pour 20 secondes de gainage en planche statique.

10 secondes de récup'

2e round

Renouvelle l'exercice en posant cette fois un genou au sol, puis l'autre, jusqu'à la fin des 20 secondes d'effort.

10 secondes de récup'

3e round

Toujours en planche, lève la jambe droite, bien tendue, sans modifier la position du bassin et du dos. Seule la force du fessier fait monter la jambe. Repose. Puis lève la jambe gauche. Alterne jusqu'à la fin des 20 secondes.

10 secondes de récup'

4e round

Toujours en planche, bascule le bassin vers la droite puis vers la gauche, tout en gardant le centre bien contracté et les épaules et les avant-bras bien engagés. Alterne jusqu'à la fin des 20 secondes.

10 secondes de récup'

5e round

Toujours en planche, ramène le genou droit sur ton coude droit, puis reviens les deux jambes tendues. Ramène ensuite le genou gauche sur le coude gauche et reviens jambes tendues. Alterne jusqu'à la fin des 20 secondes.

10 secondes de récup'

6e round

Toujours en planche, écarte les pieds vers les bords du tapis puis recentre-les. Renouvelle jusqu'à la fin des 20 secondes.

10 secondes de récup'

7e round

Toujours en planche, de l'appui sur les coudes, passe sur la main droite, en engageant bien les abdos et les épaules, puis sur la main gauche. Et redescends doucement sur les coudes, en commençant par le droit, puis le gauche. Alterne jusqu'à la fin des 20 secondes.

10 secondes de récup'

8e round

Toujours en planche, sur les mains cette fois, épaules bien roulées vers le tapis, l'espace entre les omoplates arrondi, ramène un genou à la poitrine puis l'autre. Le dos va s'arrondir, c'est normal. Alterne jusqu'à la fin des 20 secondes.

C'est fini ! Tu peux t'affaler sur le tapis, en mode petite sardine échouée, les abdos ont bien bossé !

Brigitte n'aurait jamais cru que le gainage apporterait tant de bienfaits. Déjà allergique à la planche à repasser, elle n'était pas plus tentée par les planches de gainage. Un exercice appartenant aux « Monsieur Muscles » des salles de sport, et adeptes du *crossfit*, se disait-elle. Mais **ce qui lui semblait de prime abord difficile et rébarbatif est finalement venu petit à petit intégrer sa routine**. Il faut dire qu'à raison de trois ou quatre sessions de planches par semaine, rythmées par les musiques tabata, les résultats étaient bien là. Sur son joli petit bidon sont apparues, doucement mais sûrement, des lignes verticales, dessinant un ventre de plus en plus musclé. Bien installées depuis quelques années, ses petites poignées d'amour ont aussi commencé à fondre. Loin d'en faire un complexe auparavant, elle n'en appréciait pas moins le plaisir de fermer son « jean témoin » sans difficulté.

Brigitte ne se fie qu'à son jean pour faire le point sur son poids. Pas de balance chez elle, ni de guerre aux grammes. Trop anxiogène et culpabilisant. Dans son dressing, seul un jean fait office de juge des excès de gourmandise. Taille haute, denim brut, sans élasthanne, bien rêche, surtout quand il sort de la machine, il fait des fesses d'enfer mais ne tolère pas un kilo de trop. Ce jean de la vérité, Brigitte hésite parfois à l'enfiler, préférant le confort d'un look legging-sweat-baskets, bien plus tolérant envers son poids. Mais quand elle décide d'affronter la réalité, elle saute des deux pieds dans son bon vieux denim, prête à en découdre avec ses petits excès. Et quelle joie quand elle remonte la fermeture Éclair sans avoir à se tortiller comme un ver de terre !

Jean parfaitement ajusté, abdos et épaules finement dessinés, meilleure posture, articulations allégées, depuis que **les effets du gainage sont clairement constatés dans le sport comme dans sa vie de tous les jours**, les planches font partie de chaque session sur le tapis. Même fatiguée, ou pas motivée, Brigitte s'y astreint sans se poser de questions.

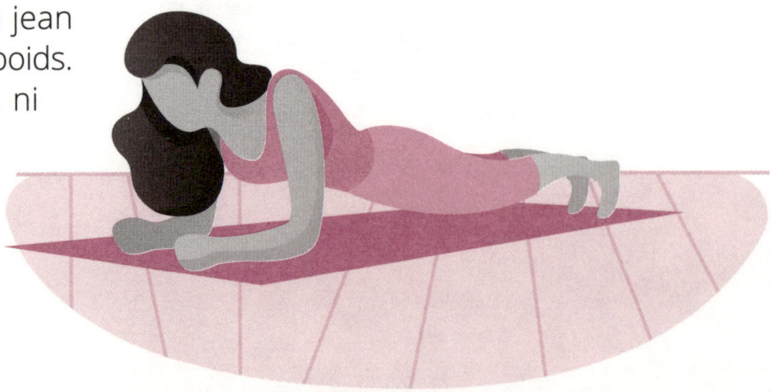

TIPS

DÉCOUVRE LES BIENFAITS DU GAINAGE POUR BOOSTER TA MOTIVATION.

1. **Renforcement des muscles centraux** : les planches ciblent les muscles du tronc – abdominaux, obliques, muscles du bas du dos (carré des lombes). Parfait pour améliorer la stabilité générale du corps.
2. **Amélioration de la posture** : en renforçant les muscles du tronc, les exercices de gainage contribuent à une meilleure posture, très important pour réduire les maux de dos !
3. **Réduction du risque de blessures** : en renforçant le tronc, le gainage aide à mieux soutenir le corps lors d'autres activités physiques, et cela peut réduire le risque de blessures.
4. **Amélioration de l'équilibre et de la coordination** : les exercices de gainage demandent un contrôle du corps et une stabilité qui améliorent l'équilibre et la coordination.
5. **Performance sportive améliorée** : un « centre » fort est essentiel dans presque tous les sports, toutes les disciplines. L'effort est mieux réparti et les articulations, notamment du bas du corps, sont soulagées.
6. **Brûlage des calories** : même si ce sont des exercices isométriques (sans mouvement), les planches font brûler des calories en engageant plusieurs groupes musculaires à la fois.

Incorporer des exercices de gainage dans ta routine, c'est bon pour ta santé, ton dos et tes performances physiques !

L'objectif de Brigitte est clair : rentrer à nouveau dans son vieux jean taille haute. Elle se remet donc sérieusement au gainage, motivée par l'envie de pouvoir le porter avec cette si jolie chemise achetée en friperie le week-end dernier. Pour corser un peu sa routine, elle n'hésite pas à ressortir ce qu'elle appelle « le matos ».

Car, si le gainage et les planches ne nécessitent aucun matériel hormis du bon son et un peu de motivation, **d'autres exercices demandent quelques outils très efficaces pour se muscler en profondeur**. Perchée sur ses demi-pointes en équilibre sur un tabouret, Brigitte s'étire de tout son long pour tenter d'attraper sans tomber une boîte de rangement glissée en haut de son dressing. La langue tirée sous l'effet de la concentration, elle finit péniblement par la saisir du bout des doigts, mais le manque de prise produit ce qu'elle craignait : la boîte lui échappe des mains, bascule, lui tombe dessus, et s'ouvre, libérant gourdes, sangles et autres drôles d'outils sur le lit. Emportée elle aussi, Brigitte se retrouve les quatre fers en l'air sur sa couette, un *Magic Circle* sur le nez. *« Ah ! te voilà, toi ! »* Pas de bobo à déclarer, elle se recoiffe et vérifie que tout son matériel est prêt à l'emploi.

De retour sur son tapis, le *Magic Circle* autour du cou, Brigitte resserre ses lacets, remonte son legging, ajuste sa queue-de-cheval. Elle hésite. Par quel exercice commencer ? Si ses souvenirs sont bons – pour l'avoir utilisé plusieurs fois pendant ses cours de Pilates, quand elle avait encore le temps d'en prendre –, elle peut travailler aussi bien les bras et le dos que les cuisses et les fessiers. En forme et motivée, elle opte donc pour un *full body* !

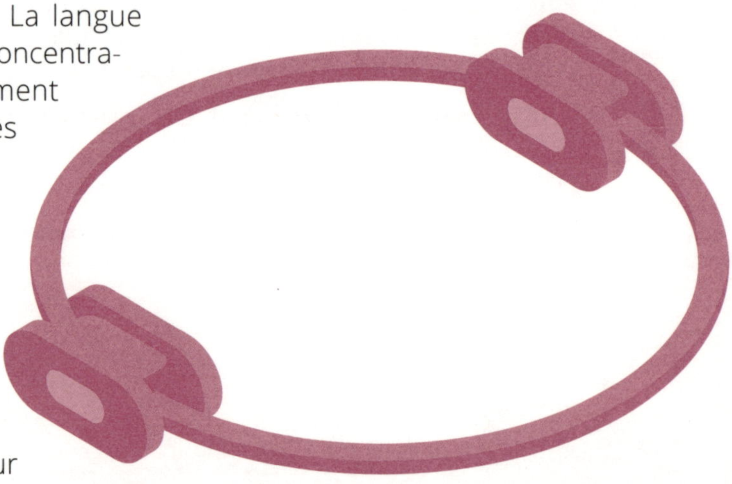

EXERCICE

LE *MAGIC CIRCLE*

Le *Magic Circle* de Pilates, connu aussi sous le nom de *Pilates Ring*, est un anneau équipé de poignées rembourrées de chaque côté. Flexible et résistant, il permet d'ajouter de l'intensité à bon nombre d'exercices de Pilates. Pressé ou étiré, il permet de renforcer des groupes musculaires bien ciblés. Le *Magic Circle* peut être utilisé pour travailler les bras, les jambes, les abdominaux et les muscles du dos, et est idéal pour un entraînement complet.

En utilisant l'anneau, tu peux mieux sentir les muscles qui travaillent et appréhender ton corps pendant l'effort. N'hésite pas à intégrer le *Magic Circle* dans ta routine de Pilates pour diversifier et intensifier les entraînements.

Tu peux, si tu le souhaites, scanner le QR code suivant pour avoir accès à l'exercice en vidéo :

Presse de bras

Debout, place-toi bien droite avec le *Magic Circle* devant toi, les bras tendus vers l'avant.

Presse doucement les poignées de l'anneau avec les paumes de tes mains. Maintiens 5 secondes puis relâche. Répète 10 fois. Après une petite pause, reprends 3 fois cet exercice pour renforcer épaules, pectoraux, biceps et triceps.

Toujours debout, en pressant en continu l'anneau par ses deux poignées, place tes bras tendus devant toi et monte-les au-dessus de la tête, en gardant le centre du corps bien gainé, le bassin légèrement basculé vers l'avant et les épaules basses. Puis redescends les bras devant toi. Répète l'exercice 10 fois.

Toujours debout, place le dos des mains à l'intérieur du *Magic Circle*. Il ne s'agit pas cette fois de presser l'anneau mais de l'étirer. Maintiens l'étirement du cercle pendant 5 secondes. Relâche. Puis répète l'exercice 10 fois.

À présent, toujours les mains placées à l'intérieur du *Magic Circle,* les bras tendus devant toi, remonte l'anneau au-dessus de la tête en maintenant l'étirement en continu. Redescends les bras devant toi. Puis remonte. Répète l'exercice 10 fois.

« *Ouuuuuuille !!!* » Brigitte serre les dents. Voilà des semaines qu'elle n'avait pas travaillé les bras, hormis pour quelques levers de coude à l'apéro ! Les planches avaient déjà bien fait chauffer les épaules, le *Magic Circle* vient de les faire trembler sous l'effort. Qui, demain, ne pourra plus dégrafer son soutien-gorge, ou porter son sèche-cheveux pour un pseudo-brushing toujours raté ? C'est Brigitte et ses courbatures ! La voilà en plein moulinage de bras pour tenter de détendre ses muscles encore contractés. En avant, en arrière, l'amplitude de son mouvement fait atterrir sa main droite sur la petite étagère en bois ornée de trois miniplantes vertes. Le choc est fatal, les trois pots s'envolent et finissent en mille morceaux, libérant chacun sur le sol leur petit tas de terre sèche. De quoi faire bondir les chats qui entamaient leur huitième sieste de la journée.

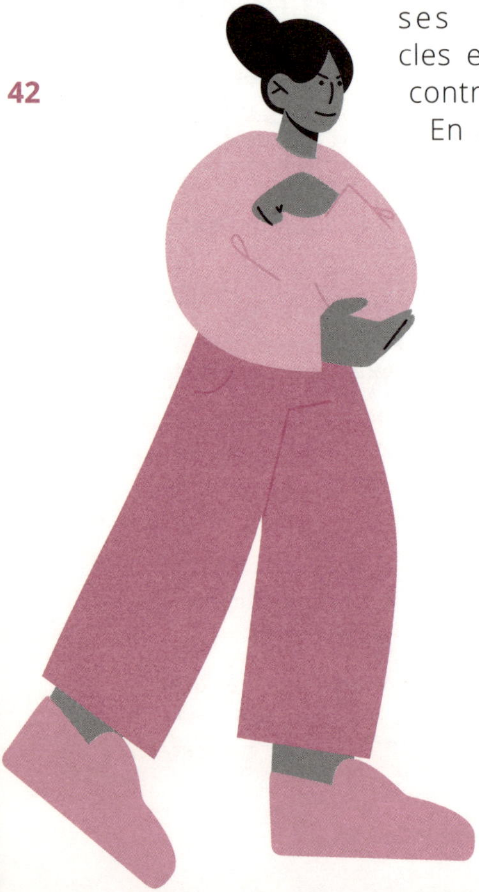

« *Y avait longtemps que je n'avais rien cassé, tiens !* » Brigitte ne s'étonne même plus, « maladroite » pourrait être son deuxième prénom. Balayette en main, elle rattrape sa bourde, nettoie la terre, ramasse les petits morceaux de céramique, les bras encore flageolants, marqués par l'intensité des exercices fraîchement exécutés.

Brigitte serait bien tentée de prendre une pause sur le canapé, le temps d'un tour sur Instagram et TikTok, mais non, la séance de sport n'est pas terminée. **Elle ira jusqu'au bout, elle se l'est promis.** Les bras ayant bien travaillé, elle décide de passer aux cuisses-fessiers.

EXERCICE

LE *MAGIC CIRCLE* (SUITE)

Tu peux, si tu le souhaites, scanner le QR code suivant pour avoir accès aux exercices en vidéo :

Intérieur des cuisses

Allonge-toi sur le côté, coudes et triceps au sol, ta tête peut être posée sur ta main. Aligne ton bassin à tes épaules et tes chevilles à ton bassin. Place l'anneau entre tes chevilles et presse l'anneau à la force des jambes. Maintiens puis relâche. Tu sens les adducteurs qui bossent ?

Allongée sur le dos, genoux pliés, pieds au sol, place le *Magic Circle* entre les genoux. Presse sur l'anneau, maintiens la pression, puis relâche. Répète l'exercice 20 fois.

Le pont

Toujours allongée sur le dos, le *Magic Circle* entre les genoux comme précédemment, monte le bassin vers le haut de sorte à former un demi-pont, en pressant bien l'anneau avec les genoux. Fessiers et adducteurs sont bien engagés !

Extérieur des cuisses et fessiers

En position debout, les genoux légèrement pliés, abdominaux engagés, dos droit, buste à peine penché vers l'avant, place l'anneau entre les deux cuisses, juste au-dessus des genoux, et presse le *Magic Circle.* Maintiens la pression puis relâche. Répète l'exercice 20 fois.

Les abdos !

Assise sur le tapis, genoux pliés et pieds à plat sur le sol, tiens l'anneau entre les mains devant la poitrine. Le buste est légèrement incliné vers l'arrière, le dos droit et les abdos engagés. En pressant l'anneau, tourne le torse d'un côté puis de l'autre. Répète l'exercice 20 fois.

Ça y est, Brigitte a chaud ; pas faciles, ces exercices de *Magic Circle* ! Fière d'avoir enchaîné les séries sans faillir, elle s'accorde une petite pause. À plat ventre sur son tapis, le souffle un peu court, elle saisit d'une main sa gourde à paillettes pour boire à grandes gorgées. De l'autre, elle attrape son téléphone. Pas de textos, ni d'appels, petit tour sur les réseaux sociaux… Instagram lui suggère la publication d'une influenceuse au corps de rêve savourant une appétissante part de pizza. Il n'en fallait pas plus pour qu'elle referme l'application et repose son téléphone. En un petit saut dynamique, elle se place accroupie à l'avant de son tapis, reprend son *Magic Circle* puis s'allonge sur le dos.

Quitte à manipuler l'anneau, autant continuer sur sa lancée en ciblant cette fois les abdos. Allongée dos au sol, le cercle entre ses mains dirigées vers le ciel, Brigitte se souvient d'un conseil que sa prof de Pilates n'arrêtait pas de répéter : **« Engage ton périnée si tu veux pouvoir éternuer sans te faire pipi dessus ! »** Un peu radical, mais le message était tellement clair qu'il ne pouvait pas être oublié. C'est donc concentrée sur son périnée que Brigitte entame sa série d'abdos.

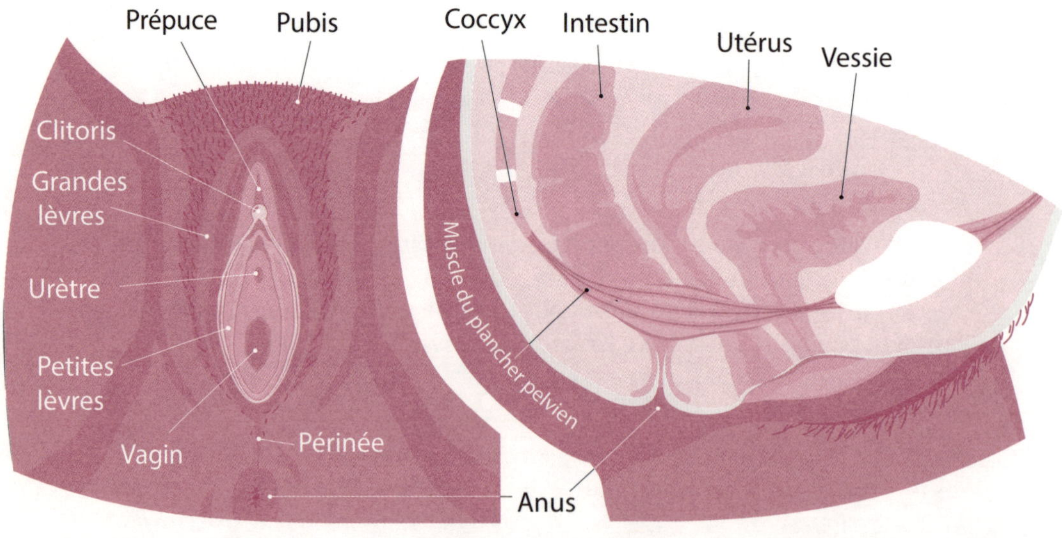

Schéma anatomique du périnée

TIPS

LE PÉRINÉE, C'EST SACRÉ !

Le périnée, c'est un ensemble de muscles qui soutiennent des organes aussi essentiels que la vessie ou l'intestin. Pour l'appréhender, sentir sa contraction, rien de mieux que le fameux « stop pipi » ! En gros, contracter son périnée, c'est comme retenir une envie pressante.

Pourquoi l'engagement du périnée est-il essentiel à toute pratique sportive ? Parce que ça le protège des pressions qu'il subit lors d'exercices ciblant notamment les abdominaux. En n'engageant pas le périnée en plein effort, on prend le risque de le fatiguer, de l'affaiblir et de lui faire perdre sa fonction de soutien des organes pelviens.

En Pilates, l'engagement du périnée est un principe de base car toute la pratique repose, quels que soient les exercices, sur ce qu'on appelle la *core stability,* la stabilité du tronc. Il s'agit de la capacité à maintenir posture et équilibre dans tous les mouvements dynamiques du reste du corps. Qu'on fasse des squats ou des exercices de bras, le centre du corps, le tronc, est gainé, maintenu, assurant une bonne posture, et une protection optimale des lombaires.

Même dans la vie de tous les jours, en dehors des séances de sport, la stabilité du tronc rend fière et belle ! Avec un dos bien droit et un centre maintenu, le port de tête est impeccable, l'allure en jette !

Comment trouver la bonne posture pour une parfaite *core stability ?*

Place-toi debout et mets-toi en mode « petite poulette aguicheuse », fesses en arrière, dos cambré et poitrine en avant.

À l'inverse, passe en mode « poids du monde sur le dos », épaules basses et vers l'avant, dos arrondi, fesses rentrées vers l'avant.

Ta *core stability* se trouve entre ces deux extrêmes. Replace-toi en dos cambré, fesses en arrière, poitrine vers l'avant. Doucement, bascule légèrement le bassin. Imagine que tu montes la fermeture Éclair d'un jean taille haute un peu serré, allonge ton dos comme si un fil de marionnette tirait le haut de ton crâne vers le ciel, roule légèrement les épaules vers l'arrière et le bas.

Mais quel charisme ! Tu la vois, la reine qui est en toi ? Forte et ancrée ?

EXERCICE

3 EXERCICES QUI RENFORCENT LA *CORE STABILITY*

La planche

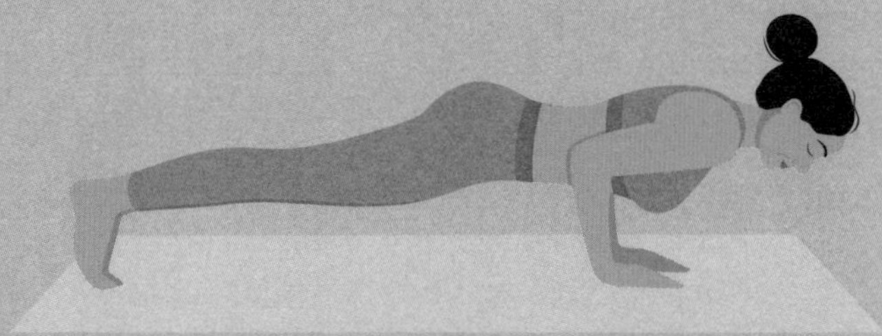

Le *bird-dog*

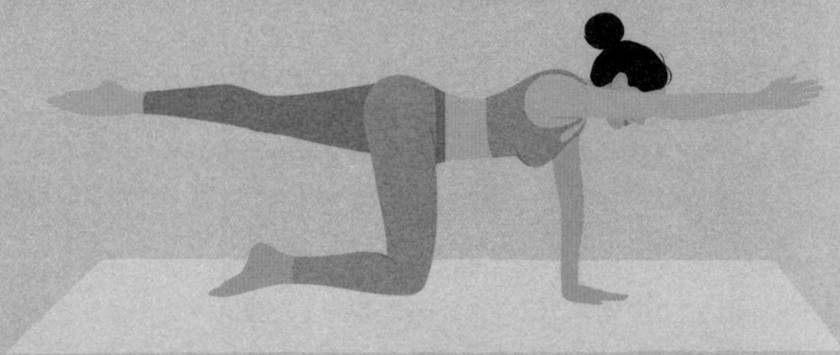

Le *bridge*

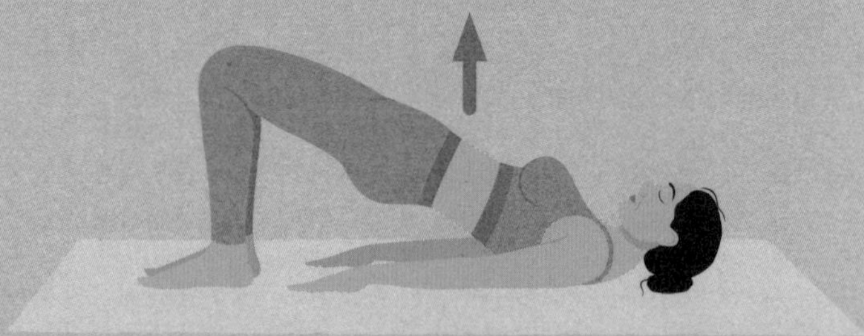

JEU

VRAI OU FAUX

Coche la bonne réponse.

1. Les hommes n'ont pas de périnée

☐ **VRAI** ☐ **FAUX**

2. Le périnée, c'est juste un muscle

☐ **VRAI** ☐ **FAUX**

3. Le périnée peut s'affaiblir après une grossesse

☐ **VRAI** ☐ **FAUX**

4. Le périnée, on ne s'y intéresse qu'en cas de problème

☐ **VRAI** ☐ **FAUX**

5. En pleine séance d'abdos, je n'ai pas à me préoccuper du périnée

☐ **VRAI** ☐ **FAUX**

Réponses p. 108

Toujours munie de son *Magic Circle*, Brigitte commence sa série d'abdos. Allongée, dos sur le tapis, les genoux pliés et les pieds au sol, elle prend une longue inspiration, contracte son périnée, et, sur l'expiration, remonte le buste à la force des abdos, mains tendues vers l'avant, en pressant sur l'anneau. Non sans mal, elle parvient à retrouver sa position assise. Elle avait oublié à quel point cet exercice était engageant. Lentement, arrondissant le dos, elle s'allonge progressivement, se déposant vertèbre par vertèbre, et serrant au max abdos et périnée. Une fois la tête sur le tapis, la voilà repartie dans l'autre sens, l'anneau devenu ovale sous la pression de ses mains. Après 20 répétitions et quelques gémissements, Brigitte, essoufflée, épaules et abdos bien chauds, reste étendue sur le tapis : *« C'est bien ma cocotte, bon boulot. »* **Rien de mieux que l'autocongratulation.** Le regard dans le vague, vers le plafond, elle imagine le scénario un peu fou d'une sublime et onctueuse mousse au chocolat, fondant dans sa bouche, se dispersant dans son estomac en prenant la forme de petits carrés venant chacun s'insérer sous sa peau pour laisser apparaître une parfaite tablette en lieu et place de ses abdominaux. *« Aaaah si seulement ! »* Brigitte éclate de rire. *« Rêve pas, ma grande, c'est par la sueur que tu vas les avoir, tes abdos, pas avec une petite cuillère ! »*

Sport et gourmandises !

Cette histoire ubuesque de mousse au chocolat lui a ouvert l'appétit. C'est qu'une petite envie de sucre se ferait sentir ! Brigitte n'est pas du genre à culpabiliser ni à se frustrer. Après toutes ces séries d'exercices, elle mérite bien une petite récompense. Direction la cuisine et le placard à bêtises, c'est le nom qu'elle donne aux deux étagères qui regorgent de petits plaisirs : chocolat noir, petits sablés, bonbons crocodiles, mangues séchées, pains au lait… Ça, c'est sur l'étagère du haut. En dessous, place au salé et aux biscuits apéro. Brigitte en raffole. Sa passion ? Les bretzels, pas les vrais, moelleux et briochés, venus d'Alsace. Ce qu'elle aime, elle, ce sont les petits, tout secs et salés. Y goûter, c'est ne plus pouvoir y résister.

Mais pour l'heure, c'est bel et bien l'envie de chocolat qui l'appelle. Brigitte attrape une tablette entamée de noir pâtissier, son préféré, et casse deux morceaux qu'elle laisse fondre dans sa bouche un par un. Quel plaisir de sentir le goût se répandre sur sa langue et son palais, la voilà revigorée ! Car oui, **Brigitte est gourmande, mais quand elle l'a décidé, elle sait aussi se modérer.** Deux simples petits morceaux suffisent à satisfaire une envie. C'est l'un de ses petits secrets pour une bonne remise en forme assurée, n'en déplaise à ceux qui prônent une pratique du sport associée à un régime strict. Non qu'elle conteste le concept, mais pour elle, ce serait l'échec assuré. Plus elle se sent contrainte, moins elle trouve la motivation d'atteindre ses objectifs. Déjà, petite, les obligations l'horripilaient, au grand désespoir de ses parents et professeurs, toujours attendris par son humour et son espièglerie mais bien souvent confrontés à son esprit rebelle face à l'autorité. Brigitte est capable du meilleur tant qu'elle s'amuse et se sent libre de ses choix. La pratique du sport et son rapport à la nutrition n'y dérogent pas. Le plaisir reste son mantra. Voilà pourquoi elle aime tant les chats ! Quel autre animal incarne mieux le goût des plaisirs assumés sans aucune culpabilité ?!

TIPS

Dans le cadre d'une remise en forme et d'une reprise du sport, il est important de bien manger. Stopper les petits plaisirs risque de rapidement te démotiver et de favoriser, après plusieurs jours de frustration, un gros craquage dans la cuisine.

Bien plus que la privation, la modération peut vraiment contribuer à une remise en forme à long terme. Une petite envie de bonbons ou de cacahuètes ? OK, mets la main dans le paquet, mais ne le finis pas ! Tu en gardes pour les prochaines fois.

Sauf face à une bonne raclette en plein hiver, ou un bon barbec' pendant les vacances d'été, Brigitte maîtrise plutôt bien cet exercice du « un peu mais pas trop ». D'ailleurs, ne serait-ce pas un peu « trop » que de poursuivre sa séance de sport alors que, avec le gainage et le *Magic Circle*, ses bras et ses abdos sont déjà tout tremblotants ? Point trop n'en faut, Brigitte lève le camp, tire le rideau, enroule son tapis, retire ses baskets sans défaire ses lacets, et vide sa gourde à grandes gorgées.

« *Oups, je devrais faire quelques étirements* », pense-t-elle. L'un de ses objectifs étant de **retrouver sa souplesse d'antan et d'entretenir sa mobilité**, elle replace son tapis et s'y installe à nouveau pour quelques exercices de stretching.

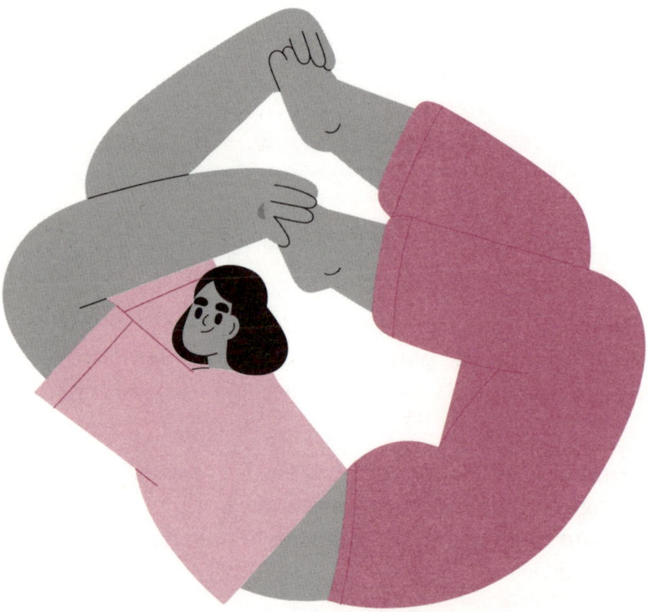

TIPS

Contrairement aux idées reçues, les étirements de fin de séance n'empêchent pas les courbatures. Ils permettent simplement de détendre les muscles sollicités par l'effort, notamment en adoptant des contre-postures.

Par exemple, si la séance de sport a porté sur des ouvertures de hanches, en fin de séance il est recommandé d'adopter des postures privilégiant leur fermeture. Après des exercices imposant une forte contraction des quadriceps, il sera agréable et conseillé de travailler, en fin de séance, leur extension.

Quelle que soit la discipline pratiquée, une fin de séance axée sur l'étirement, la détente et la relaxation est toujours bénéfique. Pour le corps et l'esprit. Pour prendre conscience de l'effort fourni, de ce temps que l'on a pris pour soi, et pour prendre soin de soi.

Tu peux, si tu le souhaites, scanner le QR code suivant pour avoir accès à un étirement en vidéo :

Liste tes étirements préférés :

→ ....

→ ....

→ ....

→ ....

→ ....

Brigitte, debout et pieds nus sur son tapis, attrape sa cheville droite avec sa main droite et rapproche son talon des fesses. Elle sent l'étirement dans sa cuisse. Manquant de perdre l'équilibre, perchée en flamant rose sur sa jambe gauche, elle parvient à retrouver sa posture, puis change de jambe. Parce qu'elle a le sens du défi, elle tente de maintenir son équilibre alors qu'elle ferme les yeux. Sans surprise, elle bascule vers la gauche en riant.

Revenue sur ses appuis, bassin légèrement basculé vers l'avant pour ne pas forcer sur les lombaires, elle lève le coude droit vers le ciel et place la main entre ses deux omoplates. Avec sa main gauche, elle attrape son coude pour augmenter l'extension du triceps. Portant le regard vers son aisselle ouverte à tous vents, elle se dit qu'une petite épilation serait tout de même à envisager. Ce n'est pas parce que les vacances d'été sont terminées qu'elle doit se laisser aller ! Quoique... Il semblerait que les poils sous les bras reviennent à la mode, à en croire toutes ces stars qui affichent leurs aisselles bien garnies. Même si elle n'est pas prête à passer le cap, elle adore l'idée de ne vouloir obéir à aucune norme et admire ces femmes qui cassent les codes.

Mais pour l'heure, ce ne sont pas les codes qu'elle casserait bien, mais la croûte. Brigitte a faim et s'empresse de boucler ses étirements. Une fois le bras gauche étiré, elle s'assoit en tailleur, le dos bien droit. Elle pose la main gauche sur le genou droit et étend son bras droit vers l'arrière du tapis. **La torsion de sa colonne lui procure un bien fou.**

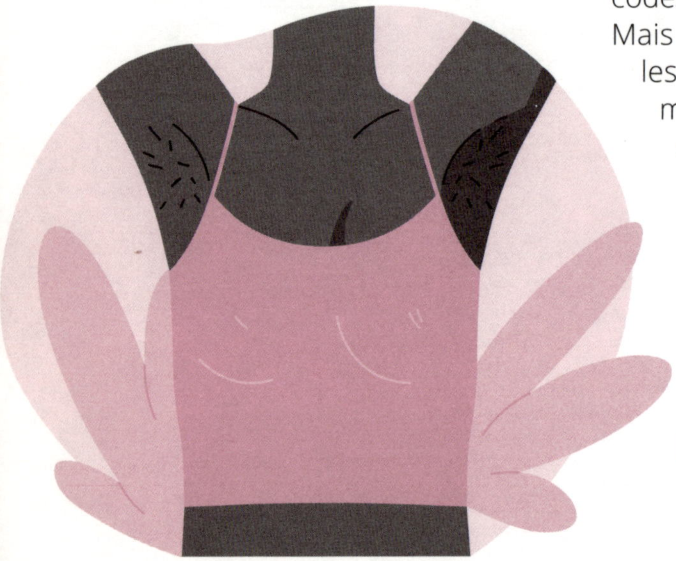

TIPS

DES TORSIONS ET PLUS ENCORE

Les torsions, c'est bon pour le dos et la santé !

- **Meilleure flexibilité :** les torsions étirent les muscles du dos, des épaules et de la poitrine, et améliorent la mobilité de la colonne vertébrale qu'il est important de maintenir pour limiter les maux de dos.

- **Moins de tensions :** les exercices de torsion permettent de relâcher les tensions, et de réduire les douleurs.

- **Meilleure digestion :** en exerçant une pression sur les organes abdominaux, les torsions stimulent la digestion et facilitent le transit !

- **Moins de stress :** les torsions, très présentes dans les postures de yoga, calment le corps et l'esprit, eh oui !

Attention : on y va mollo sur les torsions ! La flexibilité et la mobilité de la colonne se pratiquent avec douceur et soin. Elles doivent s'engager dans le calme, la lenteur et l'humilité, c'est-à-dire sans vouloir aller chercher trop loin.

Reste à l'écoute de ton corps et des informations qu'il te donne.

Cette fois c'est la bonne, Brigitte a fini sa séance de sport. Ravie de s'y être remise, **elle programme déjà son prochain rendez-vous sur son tapis**. Elle réfléchit. Lundi, le timing sera certainement trop serré. Deux réunions, un entretien important et une visio en fin d'après-midi, la journée va être longue et sa seule envie sera probablement de rester scotchée au canapé. Elle aurait bien voulu refaire du sport mardi mais un apéro copines semble se profiler.

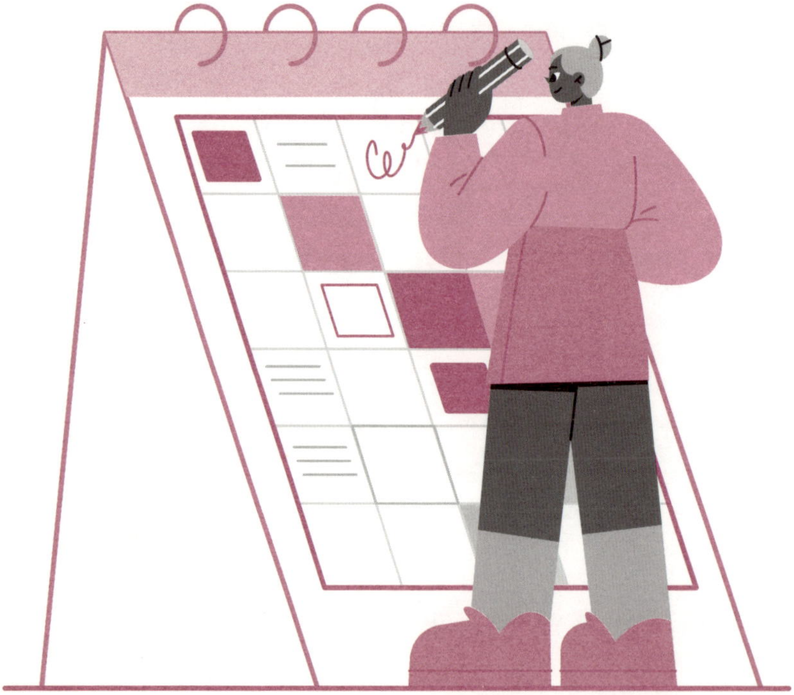

JEU

MOTS CROISÉS

Quel est le bon rythme pour faire du sport ?

À chacune ses objectifs, sa forme physique du moment et son contexte de vie. Pas toujours facile, qu'on ait des enfants ou qu'on soit seule, d'intégrer le sport à des vies à 100 à l'heure.

Trouve, dans les mots croisés ci-dessous, les principales clés.

1. Il n'y a pas de « rythme de référence » à s'imposer. Mieux vaut faire du sport une fois par semaine pendant des années, que quatre fois par semaine pendant trois mois. L'idéal serait d'atteindre au moins deux séances hebdomadaires pour maintenir sa forme.
2. Si tu peux bloquer entre 30 et 60 minutes, c'est le top. Mais si cela reste compliqué à caser dans une journée, tu peux opter pour des séances plus courtes mais plus intenses.
3. Une bonne remise en forme passe par la variété que tu vas intégrer à ta pratique. Un peu de cardio, du renforcement musculaire, de la mobilité, des étirements et de la relaxation. On oublie souvent l'importance de cette dernière alors qu'elle fait partie intégrante de notre forme physique et mentale !
4. Ton corps s'exprime. Il peut arriver que tu envisages une séance de sport plutôt intense mais que ton corps montre des signes de fatigue. Plutôt que d'abandonner et de ranger ton tapis, adapte ta pratique et choisis des exercices plus lents, plus doux et moins engageants.

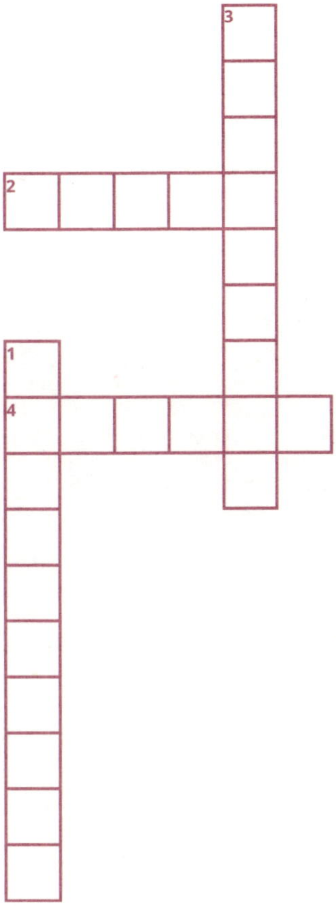

Solution p.109

Voilà deux jours que Brigitte n'a pas fait de sport. Au boulot, les journées sont toujours bien remplies. Rentrée tard lundi après une visio beaucoup trop longue et barbante, sa seule activité physique s'est réduite à la simple contrainte de devoir monter mollement ses quatre étages pour rejoindre son appartement, retrouver ses chats et son canapé. C'est à peine si elle est parvenue jusqu'à la cuisine pour ouvrir son frigo et se souvenir qu'elle n'avait pas fait les courses. C'est donc sur un bol de ramen industriel préparé en 1 minute 30 et devant Netflix que sa journée s'était terminée. Et mardi, quelle soirée ! Ce qui devait rester un apéro entre copines s'est terminé en grosse soirée karaoké. Rien, pourtant, ne laissait présager une telle tournure des événements. Attablées en terrasse malgré un petit air frais annonçant l'automne, Brigitte et ses quatre copines ne faisaient guère preuve d'entrain. L'une digérait mal le fait de ne pas avoir été rappelée par ce super beau gosse rencontré il y a quelques jours *via* une appli, une autre pestait contre son mari plus intéressé par ses séances de paddle entre potes que par les couches du petit dernier, et la troisième sortait, fatiguée, d'un rendez-vous pro sans grand intérêt. La seule source d'enthousiasme se trouvait sous leur nez : une énorme planche de charcuterie et de savoureux mojitos. Mais ce que la fine équipe ne savait pas, c'est que le mardi, dans ce bar tendance où elles n'étaient encore jamais allées, c'est compét' de karaoké. Impossible pour Brigitte de résister tant à l'appel du chorizo qu'à celui du micro. Même d'humeur maussade, sa passion pour le chant prend toujours le dessus. Des tubes de Johnny aux *hits* des années 2000 en passant par du Balavoine et du Michael Jackson, tous les styles et tonalités y sont passés. Dans une finale très serrée face à un couple de quadras apparemment bien entraîné, les filles, hilares, ont fini par l'emporter. À 3 heures du matin, Brigitte filait à peine sous la couette, pompette et heureuse d'avoir passé une si bonne soirée. **Au diable les calories** et les futurs boutons qui trahissent systématiquement l'excès de saucisson !

Ce n'est pas parce qu'on vient de s'engager dans une démarche de remise en forme qu'on doit se priver de soirées, de restos, et de petits excès. Le plus important, c'est de réussir à compenser. Le lendemain d'une soirée festive, on mange léger, on boit de l'eau, et on fait une petite séance de sport pour décrasser !

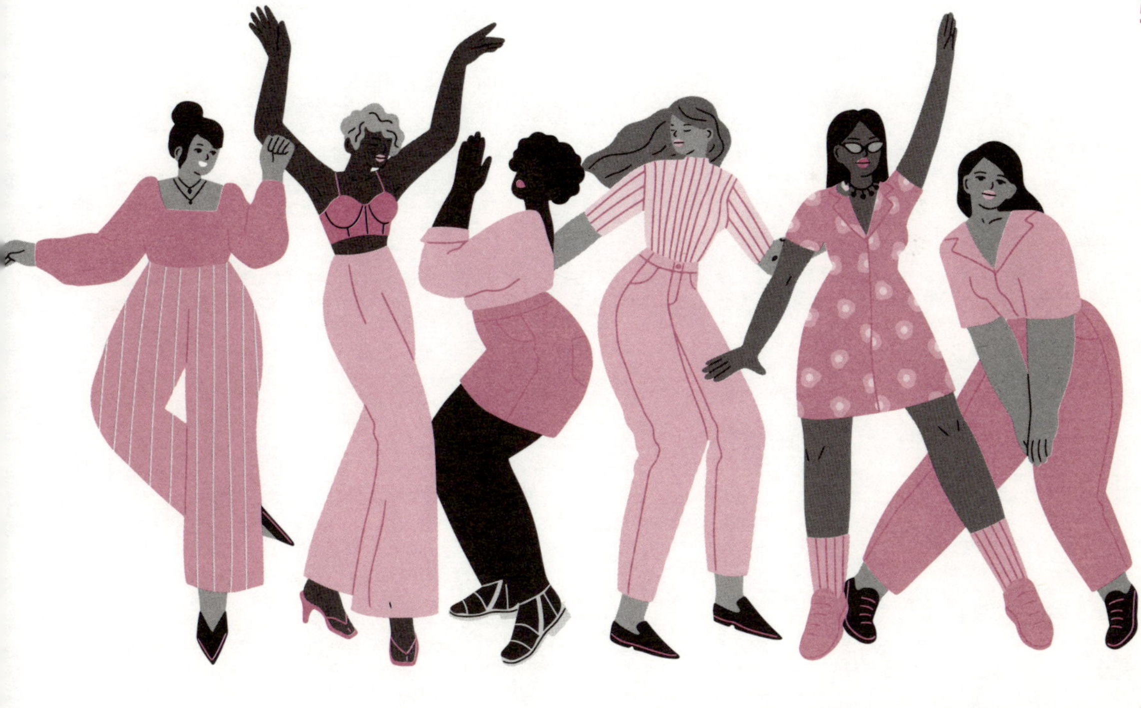

YOGA
pour le corps et l'esprit

- (Re)découvrir les postures et les bienfaits du yoga
- Pratiquer la souplesse
- Se laisser surprendre

Le mercredi étant sa journée de télétravail, Brigitte a pu grappiller une bonne heure de sommeil. C'est à peine sortie du lit, vers 10 heures, les cheveux hirsutes et le café encore chaud, qu'elle a ouvert son ordinateur pour suivre une conférence à distance, en short et chaussettes sur le canapé, la marque de l'oreiller encore incrustée sur sa joue. À sa grande surprise, sa courte nuit n'a pas eu l'effet qu'elle craignait. En forme et captivée par une nouvelle mission qui lui a été confiée, elle n'a pas vu la journée passer. En observant l'un de ses chats en plein étirement, les pattes avant tendues jusqu'aux coussinets, l'arrière-train vers le ciel et la queue en l'air, dans ce qui ressemble donc clairement à un superbe « chien tête en bas » – chat tête en bas eût été plus juste en l'occurrence –, Brigitte décide, en cette fin d'après-midi, de faire un peu de yoga. C'est de loin ce qu'elle préfère pratiquer. Adepte depuis plusieurs années, elle maintient un certain niveau et prend toujours plaisir à s'y remettre quand, vacances ou autres priorités obligent, le tapis est resté rangé un peu trop longtemps. Pour cette reprise, elle va faire simple et léger : un bel échauffement et plusieurs salutations au soleil pour **travailler souplesse et mobilité, et libérer un peu les toxines** de la veille.

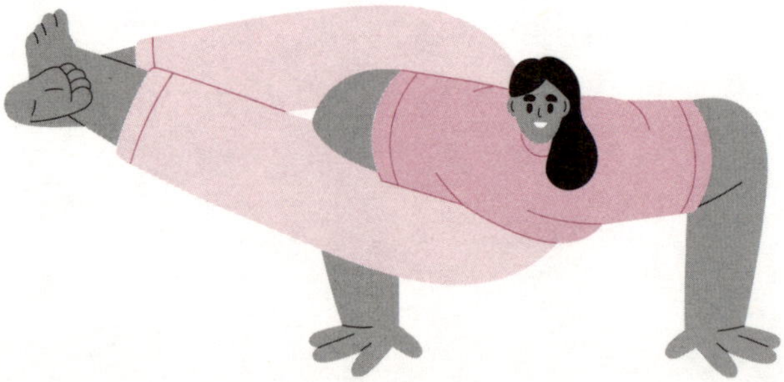

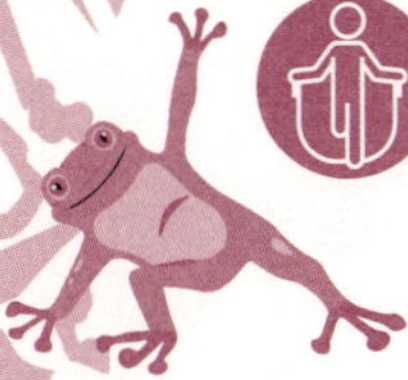

JEU

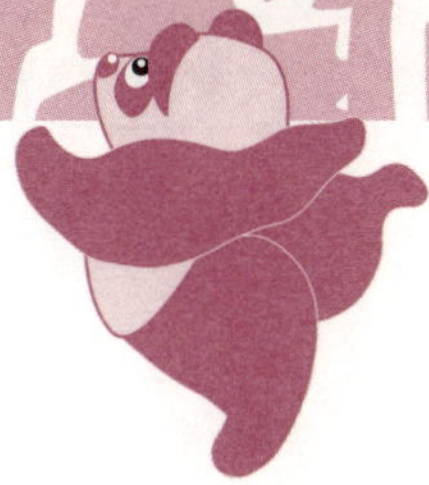

QUIZ

1. Quel est l'animal associé à LA posture incontournable du yoga ?

- ☐ **Le panda**
- ☐ **Le raton laveur**
- ☐ **La grenouille**
- ☐ **Le chien**

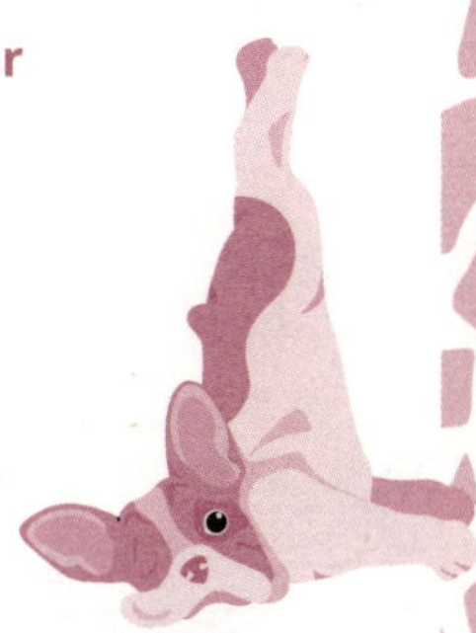

2. Que signifie, au sens littéral, le mot « yoga » ?

- ☐ **La joie**
- ☐ **La force**
- ☐ **Le calme**
- ☐ **L'union**

3. Selon la tradition, quel est le meilleur moment pour pratiquer le yoga ?

- ☐ **Après une bonne choucroute**
- ☐ **Après l'amour**
- ☐ **Au lever du soleil**
- ☐ **Pendant un rendez-vous avec son banquier**

4. Que suis-je en train de faire quand je pratique le Pranayama ?

- ☐ **Je monte un meuble Ikea**
- ☐ **Je contrôle ma respiration**
- ☐ **Je cuisine un plat indien**
- ☐ **Je prie**

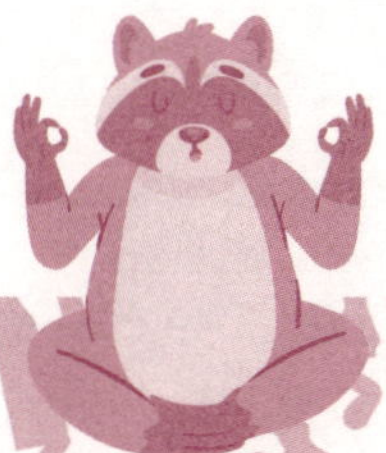

Réponses p. 109

Postures et bienfaits

Brigitte, pourtant si active et plutôt stressée, n'a aucun mal à calmer le rythme une fois assise en tailleur à l'avant de son tapis. Elle n'est pas pour autant une grande spécialiste de la méditation, c'est d'ailleurs ce qui lui a valu quelques déceptions quand elle a voulu commencer le yoga. Difficile pour une hyperactive de s'initier au yoga lorsque le premier cours auquel elle assiste porte en grande majorité sur la méditation et des exercices de respiration, les fameux *Pranayamas*. Non qu'elle n'en comprenne pas l'intérêt, mais à l'époque, novice en la matière et peu encline à l'immobilité, elle s'était souverainement ennuyée. « *J'avais le nez bouché, en plus !* » avait-elle raconté à l'amie qui l'avait accompagnée à ce cours. Il aura fallu un nouvel essai dans un studio proposant des cours de yoga *vinyasa* pour qu'elle accroche enfin, et des mois de pratique régulière pour qu'elle finisse par accéder au plaisir du calme, de la respiration et de la méditation, pourvu que les exercices soient bien dosés et intégrés à une pratique dynamique et engageante !

IDÉE REÇUE N° 1

IL FAUT ÊTRE SOUPLE POUR FAIRE DU YOGA

FAUX !

Le yoga est fait pour être accessible à tous, quels que soient le niveau de souplesse, la morphologie et le tempérament. Il existe un grand nombre de variations pour chaque posture, afin qu'elle puisse être réalisée par tous !

La souplesse vient avec une pratique régulière du yoga, c'est un bienfait, pas une condition préalable !

Brigitte en est la preuve ! Avant le yoga, seuls les films avec Brad Pitt et ses séries Netflix pouvaient la faire tenir plus d'une heure sans gigoter. Une vraie pile électrique ! Mais avec le bon cours, et le bon prof, elle est tombée les deux pieds et les deux bras dans l'amour du yoga. C'est aussi, à force de pratique, ce qui l'a aidée à mieux accepter son corps, à mieux l'appréhender et l'écouter. Complexée par sa cellulite sur les fesses et sur les cuisses, souvent gênée par ses rondeurs, elle a apprécié, lors de cours collectifs auxquels elle assistait, de pratiquer dans des salles sans miroir. C'est une règle répandue dans le monde du yoga : **quand on pratique, on sent, on ressent et on ne se regarde pas**. Il n'est question ni de performances ni d'ego, mais d'écoute de soi et de concentration. Au fil du temps, Brigitte a appris à porter son attention davantage sur sa respiration que sur ses capitons, et à penser plus à son périnée qu'à ses petits bourrelets.

Place donc aux chiens tête en bas, fentes hautes et guerriers inversés : Brigitte commence sa séance de yoga. Assise à l'avant de son tapis, elle prend quelques minutes pour se concentrer, allonger ses inspirations et ses expirations, faire abstraction de l'agitation de la rue… et du chat qui fait ses griffes sur le tapis. *« Ah non ! Pas mon tapis ! »* lance-t-elle en tentant d'attraper, en vain, le félin, bien plus rapide qu'elle et déjà caché sous la table. Elle reprend position, ferme les yeux, grandit son buste et cherche son *Sankalpa*.

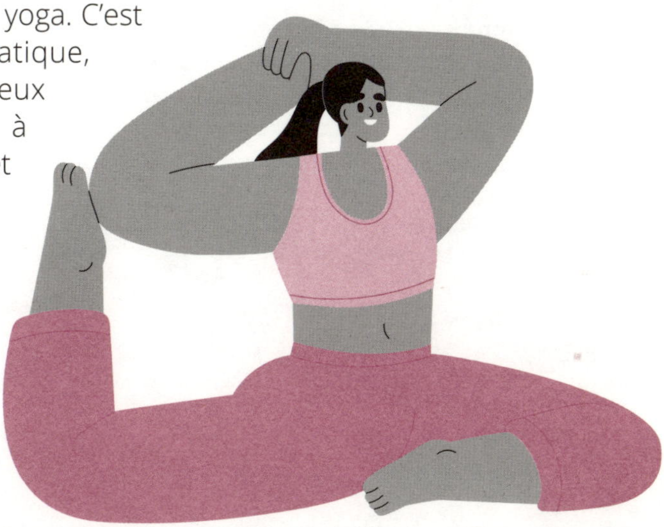

JEU

SANKAL QUOI ?

C'est une intention, une résolution qu'on se fixe au début d'une séance de yoga, une sorte de vœu personnel qui va guider la pratique. Toute intention, qu'importe sa formulation, est permise, pourvu qu'elle soit intime et profonde.

Les *Sankalpas* préférés de Brigitte :

- → *« Je choisis d'être ici et maintenant » ;*
- → *« Je m'aime telle que je suis » ;*
- → *« Je m'accorde calme et sérénité ».*

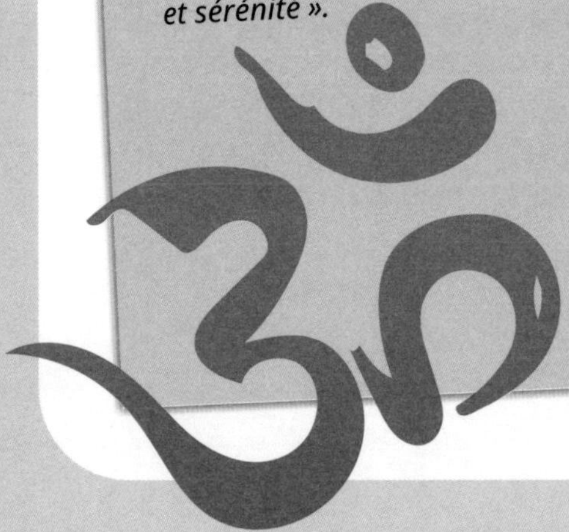

Tes *Sankalpas* préférés :

→ ....

....

....

→ ....

....

....

→ ....

....

....

Choisir son *Sankalpa*, Brigitte adore ça. Quelle intention poser en ce début de pratique... ? « *Je choisis d'épouser Brad Pitt, c'est sympa comme* Sankalpa*, non ?!* » s'amuse-t-elle. Plus sérieusement, après quelques idées saugrenues, bousculées par des pensées parasites portant sur la liste des courses à faire, et ce type charmant rencontré lors d'une soirée, Brigitte se fixe sur une intention claire et précise : « Je m'ouvre à l'amour. » Quel joli *Sankalpa*. Loin d'en faire une priorité, et plutôt heureuse et épanouie dans son célibat, elle ne serait pas contre un petit coup de cœur. Celui qui donne envie de se revoir, de s'appeler, de rire et de partager. Celui qui met de petits papillons dans le ventre et qui rend impatiente. La messe est dite, cette séance se déroulera donc sur le thème de l'amour.

Après un bref échauffement de la nuque et de la colonne vertébrale, elle passe à quatre pattes pour quelques « chat-vache », avant de réaliser un premier « chien tête en bas ».

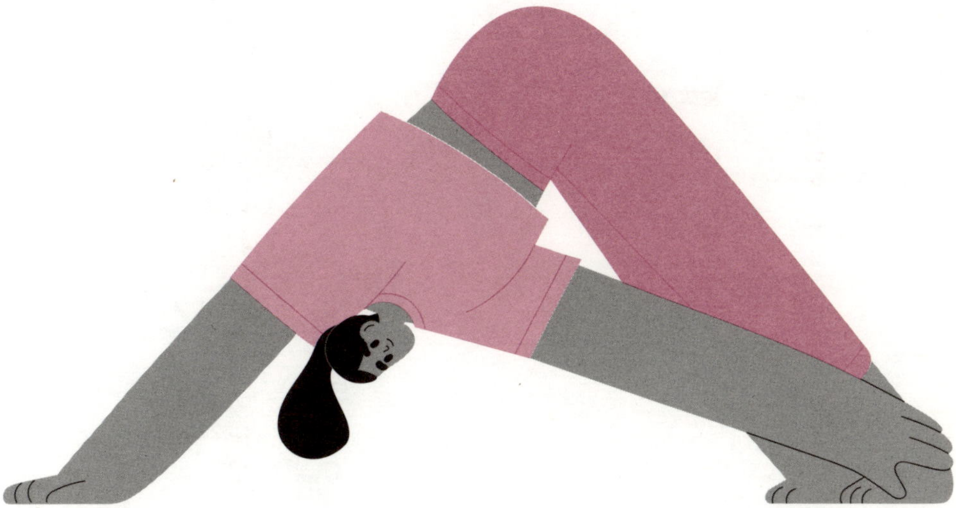

JEU

LES POSTURES DE YOGA LES PLUS POPULAIRES

Relie le nom de chaque posture de yoga avec son illustration.

Chien tête en bas / *Adho Mukha Svanasana*

Cette posture étire le dos, calme l'esprit et le corps.

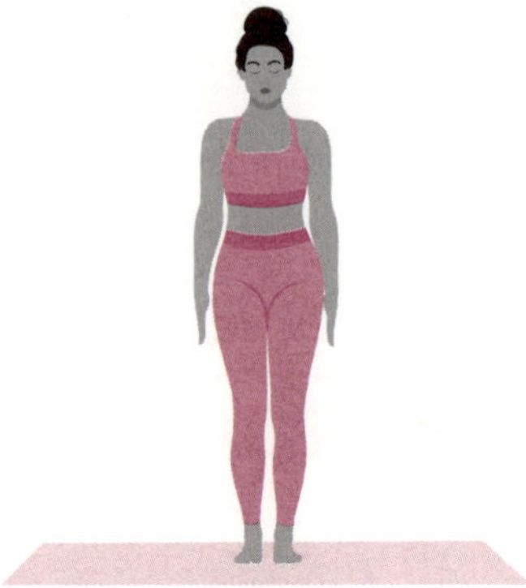

La montagne / *Tadasana*

Posture d'ancrage qui favorise l'alignement.

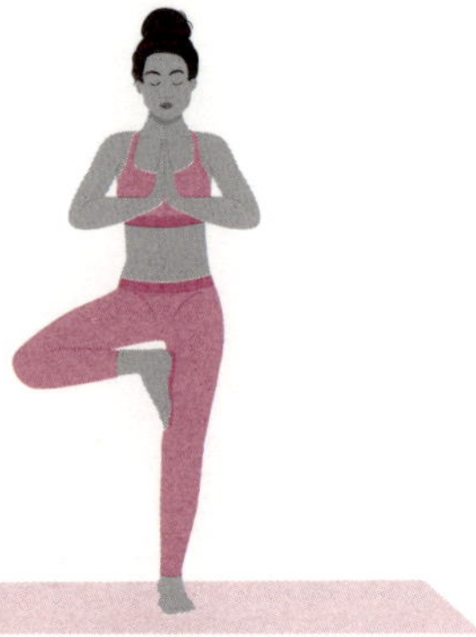

L'arbre / *Vrikshasana*

C'est une posture d'équilibre qui améliore la concentration.

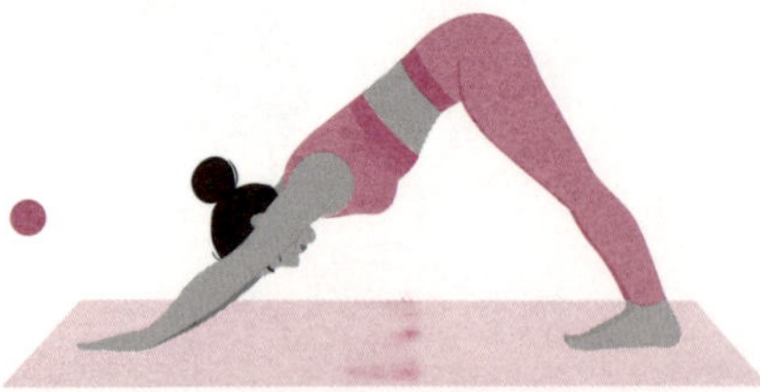

Le guerrier / *Virabhadrasana*

Une posture dynamique qui renforce les jambes.

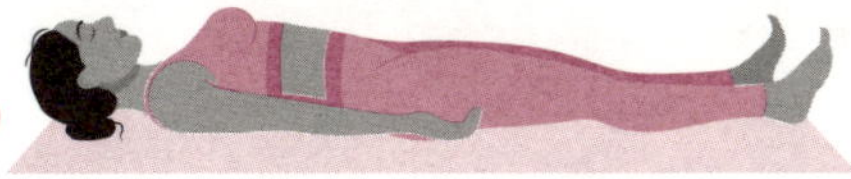

La pince / *Uttanasana*

Cette flexion vers l'avant étire les ischio-jambiers et soulage le dos.

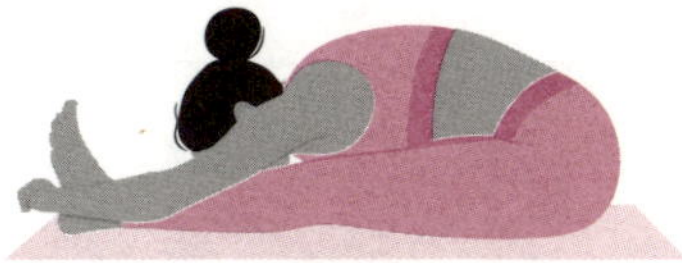

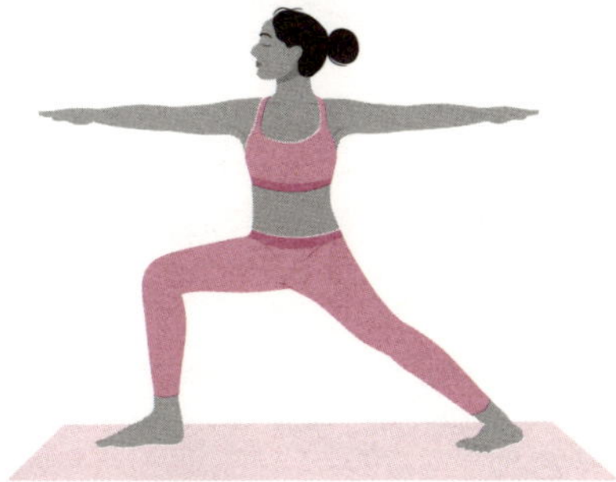

Le cobra / *Bhujangasana*

Posture qui ouvre la poitrine et les épaules, étire la gorge et le dos.

L'enfant / *Balasana*

Un temps de détente et de relâchement durant la pratique, pour calmer le souffle et soulager les muscles.

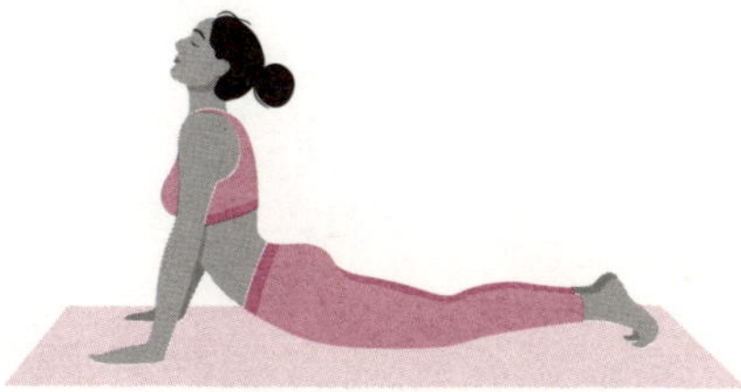

Le cadavre / *Savasana*

Cette posture de relaxation permet un relâchement complet du corps et de l'esprit.

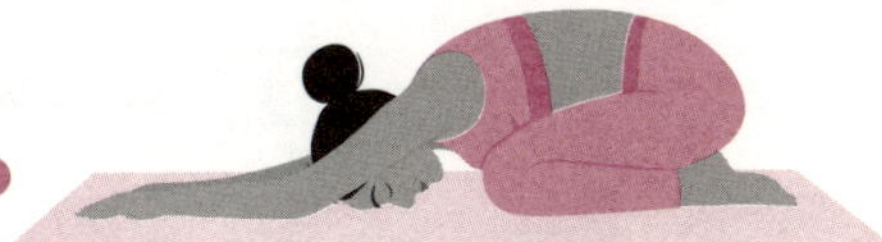

Tu peux, si tu le souhaites, scanner le QR code suivant pour avoir accès à ces postures en vidéo :

Réponses p. 109

Brigitte n'aurait jamais pensé un jour adhérer au yoga. Trop calme, pas assez énergique, lent, voilà l'idée qu'elle s'en faisait. Elle était convaincue qu'une telle discipline ne pourrait convenir à son tempérament tout feu tout flammes, plutôt anxieux, ni à son esprit en perpétuelle activité. Brigitte n'est jamais en mode off. Dans sa tête, les conversations s'enchaînent, s'entrechoquent ou se mélangent, les idées fusent, les pensées surgissent en permanence, dans le désordre le plus total. Comment s'imaginer alors passer plus d'une minute sur un tapis les yeux fermés à ne penser qu'à sa respiration ? Comment réussir à se vider la tête ? « *Impossible pour moi* », se disait-elle, jusqu'à ce qu'elle découvre et constate les bienfaits du yoga sur son mental. **Elle a rapidement, à sa grande surprise, appris à lâcher prise, à calmer son esprit, grâce aux exercices de respiration et à la maîtrise de certaines postures.**

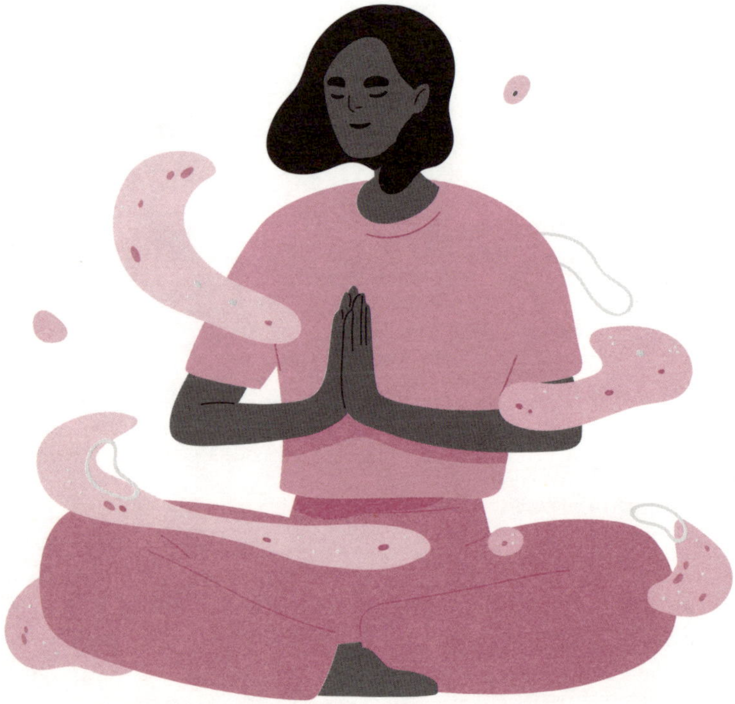

IDÉE REÇUE N° 2

LE YOGA NE CONVIENT QU'AUX TEMPÉRAMENTS CALMES, AUX PERSONNES SEREINES ET PEU SPORTIVES

FAUX.

Le yoga est reconnu pour calmer le stress et l'anxiété. En combinant des postures physiques et des exercices de respiration, il permet d'apaiser l'esprit, de mieux gérer les émotions, et de réduire le stress. En pratiquant le yoga, on active le système nerveux parasympathique, celui qui agit sur la détente et la relaxation, et on réduit le niveau de cortisol, l'hormone du stress.

Le yoga demande de la concentration, pour tenir les postures et synchroniser sa respiration aux mouvements. Cette focalisation sur le mental détourne l'attention et permet de se détacher des pensées négatives, stressantes ou anxieuses.

Le stress s'imprime sur le corps. Dos, épaules, cou, ventre peuvent accumuler des tensions. La pratique du yoga et des postures aident à relâcher ces tensions et donc à libérer le stress.

Si le yoga paraît lent et facile, le pratiquer l'est beaucoup moins. Il ne faut pas se fier aux apparences ! Une simple posture de l'arbre, par exemple, bien exécutée, demande équilibre et force dans les jambes. Tout comme le guerrier, posture très engageante pour les cuisses. La maintenir quelques secondes peut vite faire transpirer.

Échauffée, Brigitte se lance dans une salutation au soleil. *« Une salutation à la pluie, oui ! »* ronchonne-t-elle. Des jours et des jours que le ciel de Paris reste gris. Elle repense avec nostalgie à ses vacances en bord de mer, au soleil chaud, et à ses petites robes légères. Ses marques de bronzage sont déjà en train de s'estomper. À ce rythme-là, c'est le retour de sa peau couleur cachet d'aspirine dans une semaine ! Si seulement quelques rayons pouvaient transpercer les nuages le temps d'un déjeuner en terrasse, histoire de ressortir les lunettes de soleil et de garder le teint frais ! Mais non, pas de soleil à l'horizon, juste une épaisse brume à perte de vue. Pourtant Brigitte garde moral et motivation : une salutation au soleil le fera peut-être apparaître.

EXERCICE

LA SALUTATION AU SOLEIL

1. Montagne
2. Mains au ciel
3. Flexion avant
4. Fente basse
5. Planche
6. Les huit points
7. Cobra
8. Chien tête en bas
9. Fente basse
10. Flexion avant
11. Mains au ciel
12. Montagne

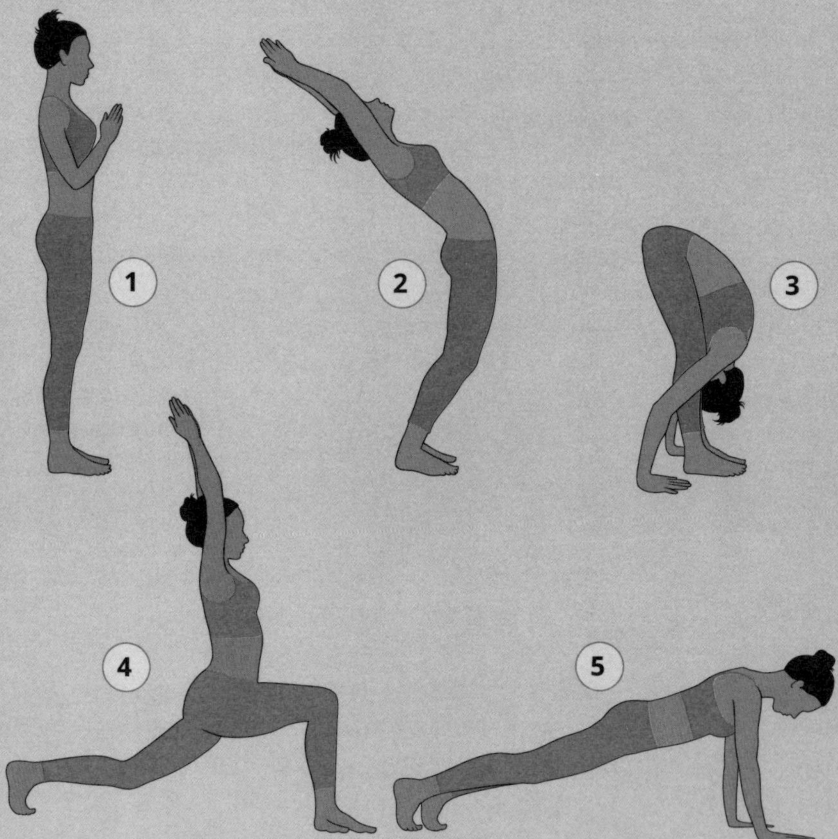

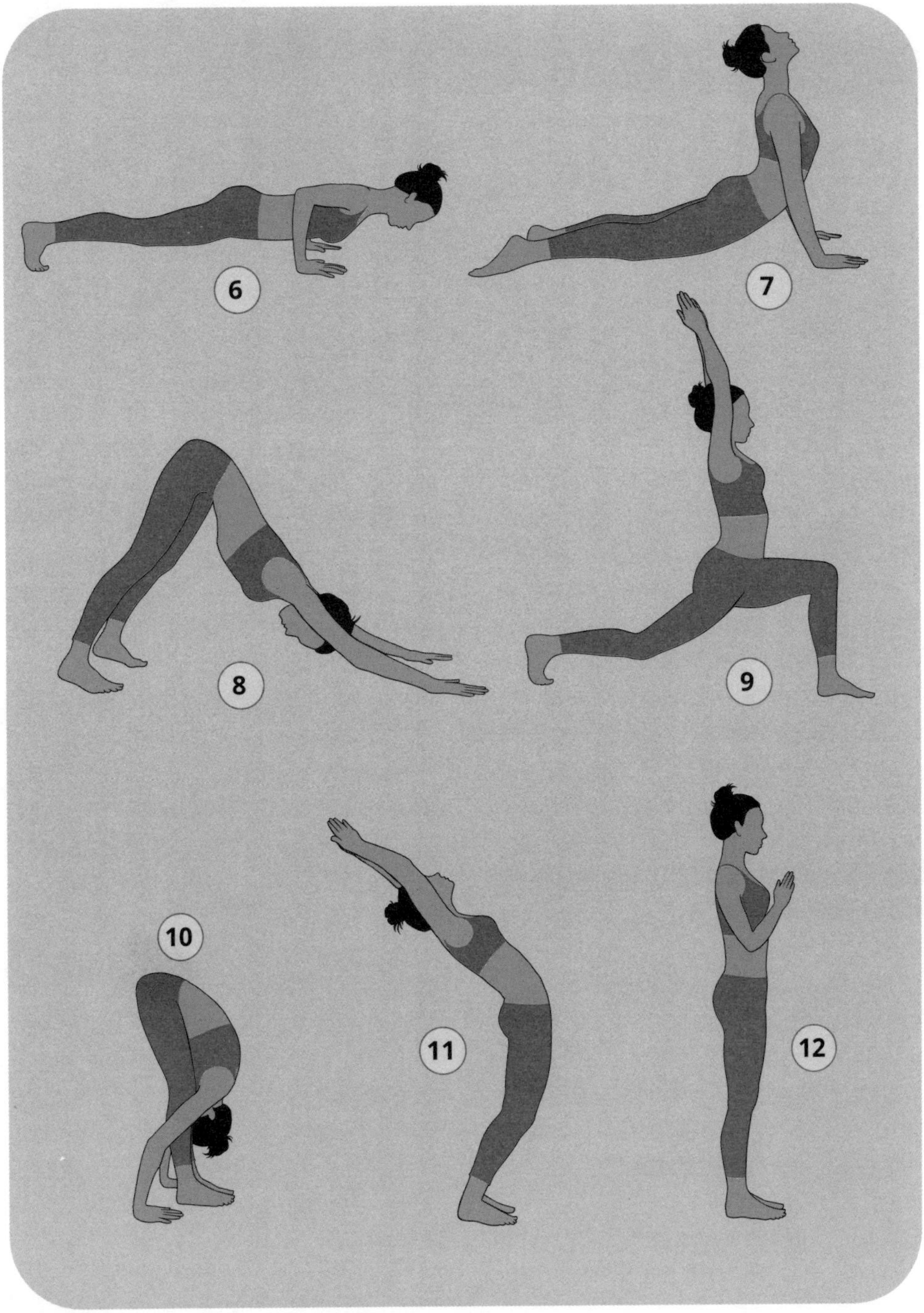
6
7
8
9
10
11
12

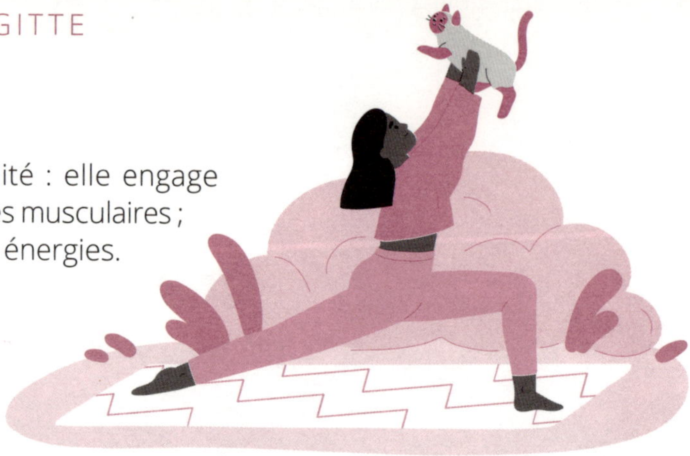

Ses bienfaits :

→ force et mobilité : elle engage tous les groupes musculaires ;

→ circulation des énergies.

Brigitte a récemment appris qu'en 1969, lors du célèbre festival de Woodstock, le très charismatique et influent professeur de yoga Swami Satchidananda a ouvert l'événement avec une séance de méditation et de yoga. Des centaines de milliers de jeunes, venus célébrer le rock et l'esprit libre des années 1960, ont vu cet homme monter sur scène, dans une ambiance électrique, avec sa longue barbe blanche, inviter la foule à se joindre à lui pour **un temps de méditation et de réflexion intérieure**. « *My dear brothers and sisters* », voilà les premiers mots de son discours sur la paix, l'amour et l'unité du monde, grandes valeurs du yoga. Cette introduction spirituelle a marqué les esprits et donné une tout autre tournure et dimension à l'événement.

Brigitte imagine la scène. Des milliers de festivaliers méditant dans leurs pantalons pattes d'eph et colliers de fleurs. Loin de Woodstock, dans son appartement parisien, elle se lance un petit défi. Bien échauffée après trois salutations au soleil, elle décide de tenter l'une de ses postures préférées : le corbeau. Cette position d'équilibre fait toujours son petit effet alors qu'elle fait partie des plus accessibles. Elle se souvient, lors d'une soirée entre amis, avoir épaté la galerie en réalisant la posture entre deux mojitos. S'était ensuivi un fou rire général quand tous avaient tenté de reproduire l'acrobatie. Les uns arrivaient à peine à lever un orteil, les autres finissaient le nez aplati contre un coussin, fort heureusement placé au préalable pour éviter de se faire mal. « *J'ai demandé un corbeau ! Pas une crêpe !* », s'esclaffait Brigitte, ravie d'avoir lancé ce challenge à ses amis.

EXERCICE

LA POSTURE DU CORBEAU / *BAKASANA*

Tu peux, si tu le souhaites, scanner le QR code suivant pour avoir accès à cet exercice en vidéo :

Attention : *échauffe toujours bien les poignets avant de tenter la posture. Prends un coussin pour amortir les éventuelles chutes vers l'avant. Patience : c'est normal, au début, de perdre l'équilibre !*

1. En position accroupie, pieds écartés de la largeur du bassin, talons soulevés, mains à plat largeur d'épaules, doigts bien écartés et ancrés sur ton tapis, écarte les genoux et place-les à l'extérieur de tes bras.
2. Plie les coudes vers l'arrière, en les gardant proches du corps et incline le buste vers l'avant pour déposer les genoux juste au-dessus des coudes.
3. Pose ton regard à l'avant, transfère tout doucement le poids du corps vers l'avant, sur les mains.
4. Engage ton centre et commence à décoller un pied du sol, puis l'autre, en maintenant bien les genoux serrés contre les bras.
5. Respire profondément pour tenter de maintenir quelques secondes la posture.

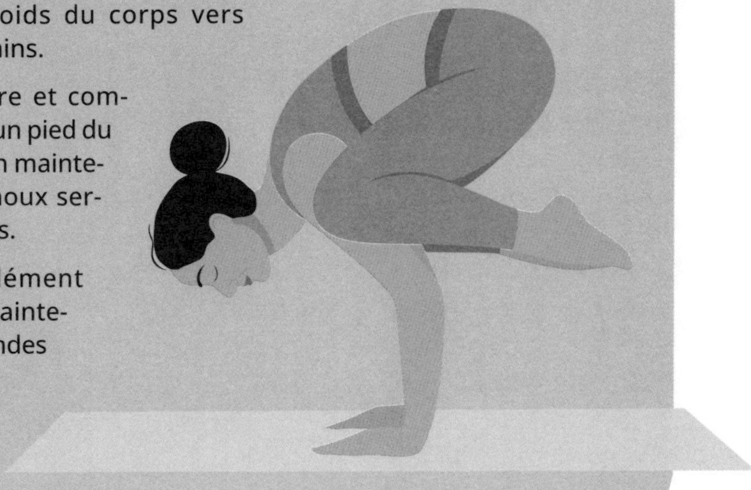

Au-delà du tapis

Au-delà de la prouesse physique, Brigitte affectionne particulièrement cette posture pour sa symbolique. L'équilibre dans le déséquilibre. Ne serait-ce pas le titre du roman de sa vie, elle qui, sous ses airs légers et enjoués, semble danser sur un fil, penchant parfois vers le doute et l'anxiété, les complexes et le manque de confiance en elle ? Mais elle parvient toujours à ne pas tomber, à se rattraper. N'est-ce pas la quête d'une vie que de chercher l'équilibre dans le déséquilibre et l'instabilité, dans les aléas, les imprévus et les moments de faiblesse ? **Brigitte maintient son propre équilibre, privilégiant l'optimisme et la légèreté** alors qu'elle serait parfois tentée de ruminer seule dans son coin. Comme le lendemain d'un *date* peu concluant, lorsque sa rencontre du soir s'est avérée d'un ennui total, ou que la pluie est venue saccager le seul brushing qu'elle avait daigné se faire dans l'année. Hypersensible, elle garde en elle le secret de ses doutes et de ses moments de solitude. Pourtant indépendante et déterminée, elle ressent parfois le manque d'une relation amoureuse qui lui donnerait l'envie de partager. Même si le célibat lui convient, elle sait que seul un travail sur elle pourra l'aider à baisser sa garde et débloquer le verrou de son petit cœur sensible et peureux.

Alors oui, Brigitte se plaît à penser qu'elle est ce petit corbeau aux fesses pulpeuses qui ne rentre pas toujours dans son jean mais tient sur ses deux pattes malgré l'instabilité de tout ce qu'elle ressent parfois.

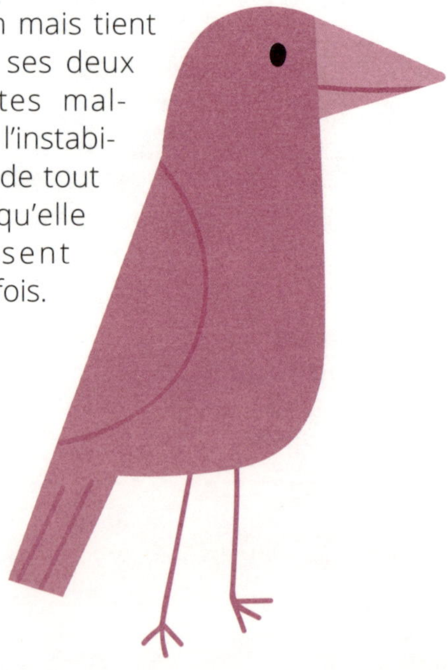

TEST

QUEL EST TON ANIMAL TOTEM DE YOGA ?

1. Comment préférerais-tu commencer ta journée ?

- [ ] **A.** Avec une séance de méditation calme (3 points)
- [ ] **B.** En courant ou en faisant du sport (4 points)
- [ ] **C.** En prenant un petit déjeuner tranquille (2 points)
- [ ] **D.** Avec une activité créative (1 point)

2. Quel est ton cadre naturel préféré ?

- [ ] **A.** La montagne (3 points)
- [ ] **B.** La mer (4 points)
- [ ] **C.** La forêt (2 points)
- [ ] **D.** Le désert (1 point)

3. Comment gères-tu le stress ?

- [ ] **A.** En méditant ou en respirant profondément (2 points)
- [ ] **B.** En faisant de l'exercice physique (4 points)
- [ ] **C.** En passant du temps avec des amis ou en famille (3 points)
- [ ] **D.** En lisant ou en faisant une activité créative (1 point)

4. Quel serait ton type de posture de yoga préféré ?

- [ ] **A.** Les postures debout (4 points)
- [ ] **B.** Les postures assises ou de relaxation (3 points)
- [ ] **C.** Les postures d'équilibre (2 points)
- [ ] **D.** Les postures inversées (1 point)

TEST

RÉPONSES :

5-7 points : tortue

Tu es calme, posée et apprécies les moments de tranquillité et de méditation. La tortue symbolise la paix intérieure et la longévité.

8-11 points : chat

Tu es flexible, adaptable et apprécies les moments de repos autant que le mouvement. Le chat symbolise la souplesse et la curiosité.

12-15 points : oiseau

Tu aimes la liberté, le mouvement et les nouvelles expériences. L'oiseau symbolise la liberté, l'élévation et la légèreté.

16-20 points : tigre

Tu as une énergie dynamique, tu aimes les défis et tu es déterminée. Le tigre symbolise la force, le courage et la puissance intérieure.

Pour Brigitte, la séance de yoga touche à sa fin. Les salutations au soleil ont produit l'effet escompté : elle ressent dans son corps toute la mobilité et la flexibilité qui lui faisaient défaut ces dernières semaines. Avec le corbeau en guise de *peak pose* [1], **la voilà aussi légère qu'un oiseau, en parfait équilibre physique et mental**. Place désormais à l'incontournable et délicieux *Savasana*, posture qui vient clore toute séance de yoga avec un temps d'introspection, de détente et de

1. La *peak pose* est la posture à laquelle la personne pratiquante échauffée est préparée lors d'une séance de yoga. Si la *peak pose* visée est, par exemple, la roue, la séance portera essentiellement sur l'ouverture des épaules, la flexibilité du dos, l'ouverture de la poitrine et de la gorge. Si la *peak pose* envisagée est le corbeau, tout le travail consistera cette fois à préparer les poignets, renforcer les bras, le centre, et à ouvrir les hanches.

relaxation. Si certains profs l'accompagnent d'un profond silence ou d'une voix douce et posée, Brigitte préfère le pratiquer en musique. Elle choisit toujours un son mélodieux, souvent sans paroles, propice à l'évasion et à l'apaisement. Piano, symphonie ou guitare acoustique, elle aime se laisser emporter, sentir son corps s'enfoncer dans le tapis et son esprit s'élever au-delà du plafond, de l'appartement de la voisine du dessus, du toit de l'immeuble, des nuages du ciel de Paris, de la Terre et de l'univers !

Brigitte savoure les bienfaits de sa séance, la voilà détendue et apaisée. Son *Savasana* s'est transformé en Chat... *vasana*, les ronrons de l'un de ses minous, le plus câlin, venu se lover sur son ventre, ne faisant qu'amplifier l'ambiance calme et sereine qui règne dans l'appartement. « *Ça change du karaoké endiablé d'hier soir* », remarque-t-elle en enroulant son tapis. Des poils de chat volent dans la pièce, et la font éternuer, provoquant un bond aussi drôle qu'impressionnant de l'animal. Un vrai champion de saut en hauteur !

La nuit est tombée, Brigitte sent qu'elle ne va pas tarder à réaliser une superbe salutation à... son lit ! « *Je vais tenter la posture de la baleine échouée* », dit-elle en bâillant jusqu'à la glotte. Quelques heures de sommeil manquent au compteur, mieux vaut les rattraper pour éviter fatigue et mauvaise humeur. En legging et chaussettes, elle passe rapidement devant le frigo, qu'elle ouvre sans conviction. Elle n'a toujours pas fait les courses et va devoir se contenter d'une petite salade d'endives à l'huile d'olive. Cela fera l'affaire, de toute façon, chez elle, le dîner, c'est toujours léger. Bon petit déj', OK, déjeuner complet, mais le soir, elle préfère s'endormir sans avoir trop mangé. Son sommeil n'en est que meilleur ! Surtout après une bonne séance de sport.

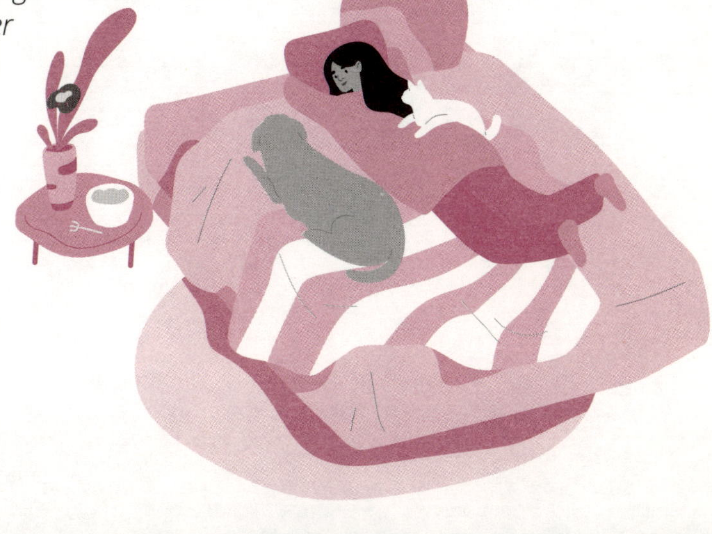

TOUJOURS une bonne excuse

- Planifier les séances au quotidien
- Pratiquer au bureau, c'est possible !
- Trouver de bonnes idées d'exercices *at home*

Avant de choisir une nouvelle série Netflix, la dernière ayant été avalée presque d'une traite lors d'un dimanche pluvieux, Brigitte consulte son agenda pour programmer son prochain rendez-vous sportif.

La gestion du planning

Pas évident quand on a un emploi du temps de ministre ! « *Mais comment font les mamans ?* » s'interroge-t-elle. Elle n'a pas d'enfants, ni de mari, juste sa petite personne et ses quatre chats à gérer, et intégrer le sport dans son planning reste malgré tout compliqué. Le travail occupe l'intégralité de ses journées, qui ne commencent pourtant pas avant 10 heures, mais Brigitte l'avoue, elle n'est pas trop du matin. Elle admire ces femmes capables de mettre le réveil à 5 h 30 pour faire leur jogging avant que les enfants ne se lèvent et que l'essoreuse de la journée ne se mette en marche. Elle en est totalement incapable, préférant traîner dans son lit, les chats sur la couette, à scroller sur son téléphone, le temps d'émerger un peu. Elle n'est cependant pas une grande adepte des grasses matinées. Alors **pourquoi ne pas tenter de casser un peu ses habitudes en programmant une séance de sport matinale ?** Réveil : 7 h 30. Grand verre d'eau : 8 heures (après avoir reculé trois fois son réveil). Sport : de 8 heures à 9 heures. Douche rapide post-transpiration : 9 heures. *Skincare* : 9 h 15. Petit déj' : 9 h 30. Départ boulot : 9 h 45. Arrivée boulot : 9 h 55. Ça se tient ! Reste à savoir si Brigitte réussira à sortir de son lit.

TEST

QUELLE EST TON EXCUSE POUR NE PAS FAIRE DE SPORT AUJOURD'HUI ?

Comment te sens-tu physiquement aujourd'hui ?

- [ ] A. Fatiguée
- [ ] B. Douleurs ou courbatures
- [ ] C. Très occupée
- [ ] D. Pas motivée

Quelle est ton humeur du moment ?

- [ ] A. Légèrement déprimée
- [ ] B. Stressée
- [ ] C. Débordée
- [ ] D. Indifférente

Quel est ton emploi du temps aujourd'hui ?

- [ ] A. Très chargé
- [ ] B. Des tâches ménagères à faire
- [ ] C. Travail, ou études prenantes
- [ ] D. Rien de particulier, mais je préfère me détendre

Qu'est-ce qui te démotive ?

- [ ] A. Manque d'énergie
- [ ] B. Douleurs physiques
- [ ] C. Manque de temps
- [ ] D. Manque de motivation

Quel est ton état d'esprit général vis-à-vis du sport ?

- [ ] A. Je me sens souvent trop fatiguée
- [ ] B. Je crains que cela n'aggrave mes douleurs
- [ ] C. J'ai trop de choses à faire
- [ ] D. Je n'ai tout simplement pas envie

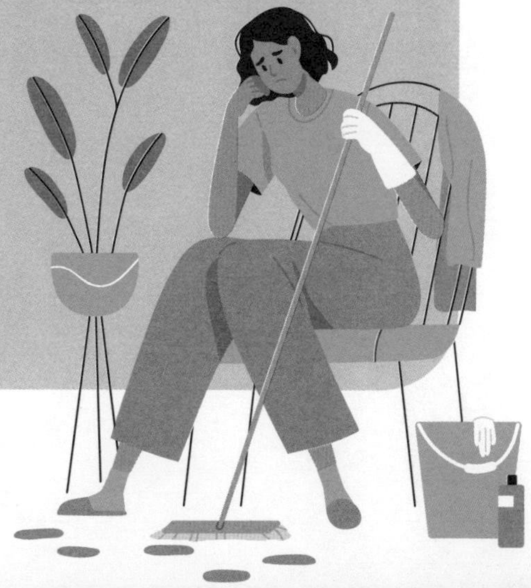

TEST

RÉSULTATS

Max de A : manque d'énergie

Excuse : tu te sens trop fatiguée pour faire du sport.

Solution : essaie des exercices doux comme le yoga ou la marche. Parfois, un peu d'exercice peut augmenter ton énergie.

Max de B : douleurs physiques

Excuse : tu as des douleurs ou des courbatures.

Solution : opte pour des exercices avec un faible impact et consulte un professionnel de santé si nécessaire. Les étirements et le Pilates peuvent également aider.

Max de C : manque de temps

Excuse : ton emploi du temps est trop chargé.

Solution : intègre des exercices courts (10-15 minutes) dans ta journée. Même quelques minutes d'activité peuvent être bénéfiques.

Max de D : manque de motivation

Excuse : tu n'es pas motivée.

Solution : trouve une activité que tu aimes et qui t'amuse. Fixe-toi de petits objectifs et sois fière du temps que tu as réussi à consacrer à ta remise en forme.

C'est en identifiant tes excuses les plus courantes que tu pourras établir des stratégies pour les surmonter et intégrer le sport dans ton quotidien sans que ce soit une corvée, mais plutôt un moment agréable et bénéfique.

Pour Brigitte, l'excuse aura finalement pris le dessus sur la solution. Après plusieurs tentatives, elle n'a pas réussi à se lever pour une séance de sport. Mais elle n'a pas dit son dernier mot, peut-être parviendra-t-elle à devenir un peu plus matinale. En attendant, elle dispose de plus d'un tour dans son sac pour rester active malgré le rythme effréné de ses journées. Elle maîtrise par exemple à la perfection les exercices « ni vus ni connus ». C'est son petit sport en cachette, comme elle le dit souvent.

Au boulot

Au bureau, lorsqu'elle passe plusieurs heures assise devant son ordinateur, il n'est pas rare qu'elle accroche des lests d'1 kilo à chaque cheville et enchaîne des mouvements de jambes, levant les pieds vers le haut avant de les redescendre et de recommencer pendant plusieurs minutes. La contraction du quadriceps est optimale, idéale pour dessiner les cuisses sans les faire gonfler et, surtout, le contour des genoux, zone que Brigitte déteste chez elle.

Il lui arrive aussi parfois de préférer cibler les fessiers. Toujours assise sur sa chaise de bureau, sans que personne autour d'elle ne s'en rende compte, elle contracte une fesse, puis l'autre, ou les deux en même temps, et recommence jusqu'à ce qu'elle s'en lasse ou commence à sentir de petits tremblements de fatigue dans ses muscles fessiers.

C'est également en restant assise à son bureau que Brigitte peut travailler ses mollets en toute discrétion. Installée cette fois sur le bord de sa chaise, le dos bien droit et le ventre gainé, elle positionne ses pieds à plat vers l'avant et passe des talons aux demi-pointes. Excellent pour renforcer la mobilité des chevilles et la contraction des mollets.

Elle s'amuse aussi souvent à se concentrer sur une respiration profonde et abdominale. À l'inspiration, elle gonfle le ventre, à l'expiration, elle le rentre, aspirant le plus possible son nombril vers la colonne. Un exercice efficace pour renforcer les abdos !

C'est aussi pour maintenir une activité physique régulière que **Brigitte marche chaque jour pour aller travailler.** Qu'il pleuve, qu'il vente ou qu'il neige, c'est à pied, à foulées rapides, qu'elle se rend au bureau. Certes, ce n'est qu'à 10 minutes de son appartement, mais c'est toujours ça de pris : 20 minutes de marche par jour, 40 si elle rentre déjeuner chez elle.

À cette marche quotidienne s'ajoutent les quatre étages qu'elle grimpe pour arriver à son appartement. Cet escalier qu'elle maudit quand, de retour de courses, elle doit porter des sacs bien trop lourds à son goût. Les voisins l'ont à coup sûr déjà entendue pester contre *« ces satanés quatre étages »*, mais l'ont aussi déjà croisée en short, chaussée de baskets de running, effectuant une bonne dizaine d'allers-retours, entre les étages. *« Je fais mon sport »*, les prévient-elle alors, essoufflée et tout sourire, quand les regards se font perplexes.

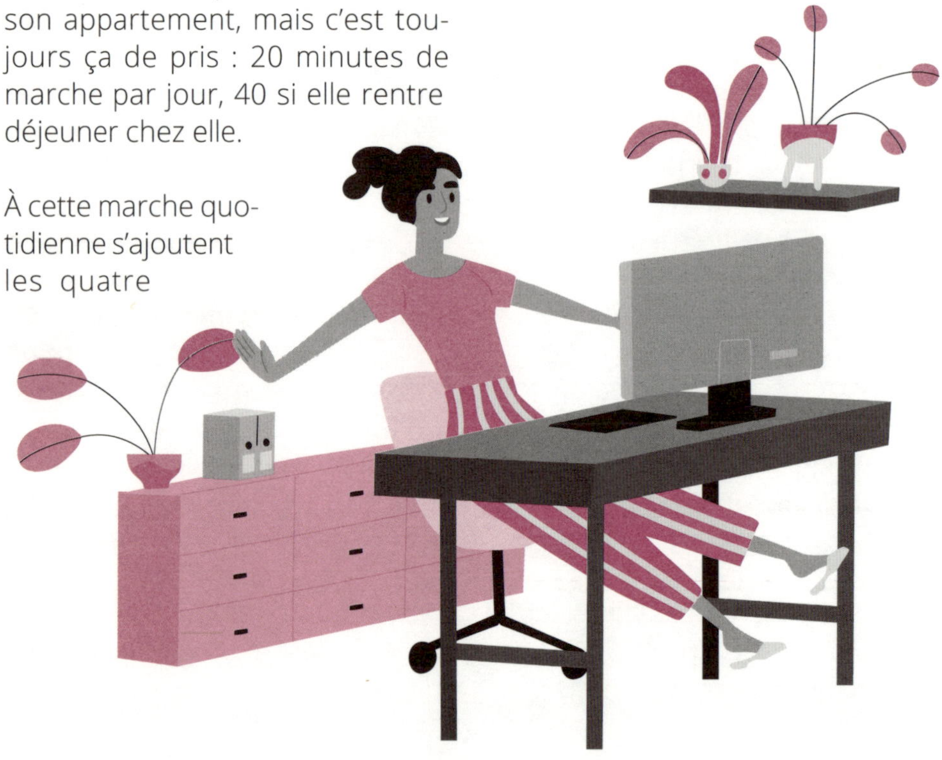

TIPS

VIVE L'ESCALIER !

Oublie l'ascenseur, l'escalier c'est bon pour la santé. Grimper des marches active le cardio et engage tes muscles inférieurs : fessiers, quadriceps, ischio-jambiers et mollets. Tu peux choisir de monter les pieds bien à plat pour mieux cibler les fessiers, ou sur les demi-pointes si tu veux renforcer la contraction des mollets.

À la maison

Il n'y a pas que sur sa chaise de bureau que Brigitte s'active. À la maison aussi, il lui arrive d'en prendre une dans sa cuisine pour s'exercer lors d'une petite séance aussi efficace qu'amusante.

Un chat dort justement sur celle qu'elle utilise habituellement. En quelques caresses et ronrons, elle parvient à le réveiller pour l'inciter avec amour et délicatesse à bien vouloir libérer la place. C'est qu'il ne faut pas les contrarier, ces minous-là ! Brigitte est parfaitement lucide, elle est complètement gaga de ses chats. Chez elle, ils sont les rois, ils dictent leur loi du bout de leur petit minois, et elle adore ça !

La chaise en bois désormais libre, elle peut commencer à travailler les fessiers. *« Parce qu'on aime quand c'est dur, on n'aime pas quand c'est mou »,* chantonne-t-elle en calant deux pieds de la chaise sur le tapis pour qu'elle ne glisse pas. *« Regarde ça, baby ! J'ai un boule qui chamboule !* », lance-t-elle à son chat, à peine concerné par le twerk endiablé qu'elle réalise, les mains serrées sur les accoudoirs. Brigitte est en forme. Ce qui l'a motivée en ce samedi matin ? Une simple cabine d'essayage dont l'éclairage a mis en lumière, la veille, alors qu'elle venait de craquer sur un jean coupe *mom*, les petits capitons dessinés sur ses fesses. Elle n'en fait pourtant pas un complexe, de son pulpeux popotin. Ses conquêtes sont unanimes, elles sont rondes, fermes et révèlent toute la sensualité d'une Brigitte qui cache bien son jeu. Mais, elle veut préserver l'acquis et grince des dents quand, selon l'orientation de la lumière, n'apparaît plus que la cellulite sur la blancheur de sa peau. C'est donc avec une motivation implacable, décidée à **faire de ses fesses son atout incontesté,** habitée par l'image de cette fichue lumière mal orientée, qu'elle commence ses exercices.

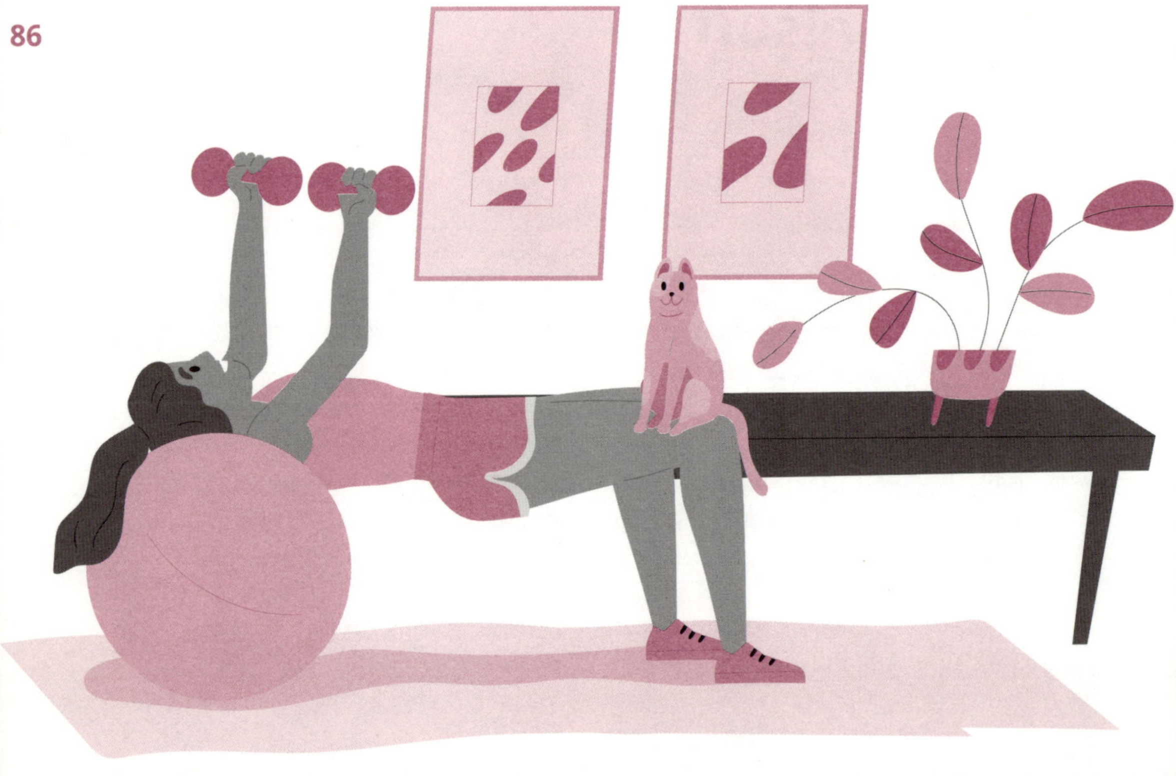

EXERCICE

SUR UNE CHAISE

Tu peux, si tu le souhaites, scanner le QR code suivant pour avoir accès à cet exercice en vidéo :

Attention : *sécurise bien la stabilité de ta chaise avant de commencer les exercices !*

Les squats assis-debout – 3 séries

Place-toi devant la chaise comme si tu t'apprêtais à t'asseoir. Positionne tes pieds de la largeur du bassin et assieds-toi lentement sur la chaise sans t'y installer complètement puis relève-toi doucement à la force de tes jambes en gainant bien ton ventre. Répète 20 fois.

Fentes avec appui – 3 séries

Place la chaise derrière toi et pose un pied sur l'assise. Avance l'autre pied et descends en fente en prenant bien soin de garder le genou au-dessus du talon de sorte à former un angle à 90° entre ta cuisse et ton mollet. Répète 10 fois d'une jambe, puis 10 fois de l'autre. Pense bien à gainer ton ventre en basculant légèrement le bassin vers l'avant pour protéger tes lombaires.

Extensions de jambes – 3 séries

Assieds-toi sur la chaise, le dos bien droit et plaqué contre le dossier, abdos engagés. Soulève les pieds sur l'expiration et monte-les parallèles au sol. Répète 20 fois l'exercice.

Gainage – 3 séries

Debout face à la chaise, place-toi en planche, pieds au sol et mains à plat sur l'assise. Ramène le genou droit vers le coude gauche puis le genou gauche vers le coude droit. Répète 20 fois.

Pompes – 3 séries

Toujours face à la chaise, genoux au sol cette fois. Place tes mains à plat près du bord et des coins. Relève les pieds de façon à te retrouver sur les genoux, puis descends le buste vers la chaise en prenant soin de garder les coudes vers l'arrière et les abdos bien engagés pour protéger les lombaires.

Brigitte rit encore d'un grand moment de solitude vécu lors d'une soirée *olé olé* avec son crush du moment. Son histoire avec ce musicien avait duré quelques mois, sans promesses ni projets, mais le ton était léger et leur complicité flagrante. Surtout sous la couette, l'entente était parfaite. Il avait le don de faire voler en éclats ses complexes et de libérer sa sensualité. Alors que la température commençait à monter, Brigitte avait eu l'inspiration soudaine de chevaucher une chaise pour entamer un effeuillage en bonne et due forme. Elle se sentait belle, et désirable, dans son corps et dans le regard amusé de celui qui assistait au spectacle avec grand intérêt. Mais c'était sans compter sa maladresse légendaire : alors qu'elle se lançait dans une figure artistique approximative, Brigitte avait perdu l'équilibre, se retrouvant en petite culotte, la chaise sur le nez et les pieds en l'air. « *Voilà le remake* de Basic Instinct *avec Sharon vraiment stone* », s'était-elle esclaffée, une fois debout, cheveux hirsutes, en saluant son seul et unique spectateur. Leur fou rire avait duré une bonne dizaine de minutes et la soirée s'était terminée dans une étreinte des plus classiques mais beaucoup moins risquée.

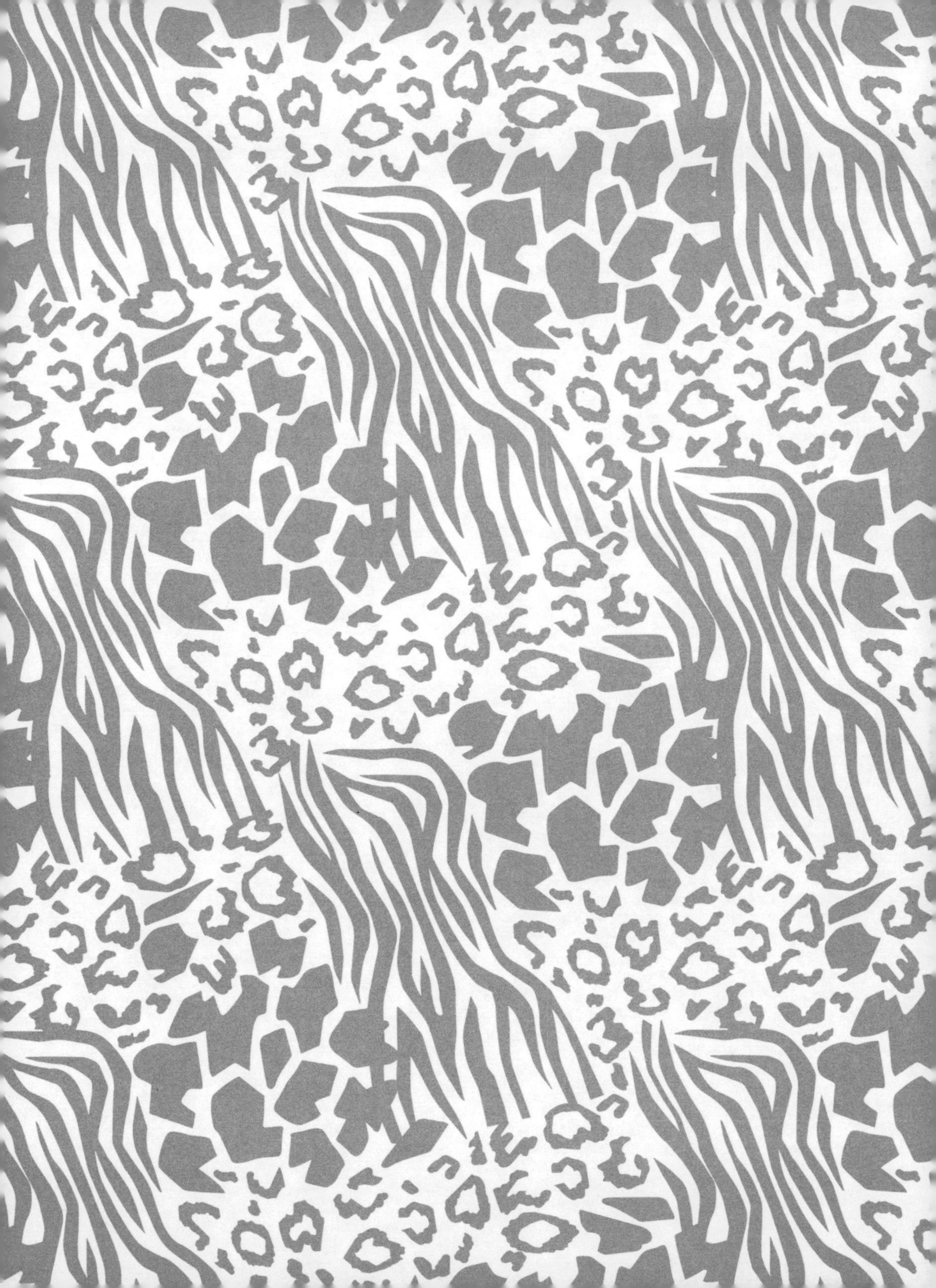

RENFO
et petits poi(d)s

- Mettre en place une routine sportive personnalisée
- Découvrir comment travailler les bras, les fessiers et les « arrière-cuissots »
- Se récompenser !

Ça y est, Brigitte a bien repris le rythme. Depuis plus d'un mois, elle parvient à glisser par-ci par-là des séances de sport variées, tantôt courtes et intenses, tantôt plus longues et douces. Elle pratique sans pression, au gré de ses humeurs et envies. Ces derniers jours, deux nouvelles missions lui ayant été confiées, elle n'a, malgré toute sa bonne volonté, pas pu faire du sport sa grande priorité. Monter les marches deux par deux en sautillant, quatre fois par jour, et les allers-retours au bureau auront été ses seules activités. Mais ce week-end, elle compte bien se rattraper. Cette satanée pluie est encore de la partie, les marques de bronzage ne sont d'ailleurs plus qu'un vieux souvenir, pas de brunch prévu avec les copines, mais une soirée d'anniversaire samedi soir qui s'annonce plutôt festive et animée.

Brigitte a donc tout son temps pour faire quelques exercices entre deux épisodes de sa série du moment, une lessive et un peu de rangement. Comment fait-elle pour être aussi bordélique ? Elle s'étonne elle-même. Si son appartement paraît pourtant, à première vue, *cosy* et ordonné malgré une déco bien chargée, c'est parce qu'elle est une pro du bazar caché. Dressing, placards

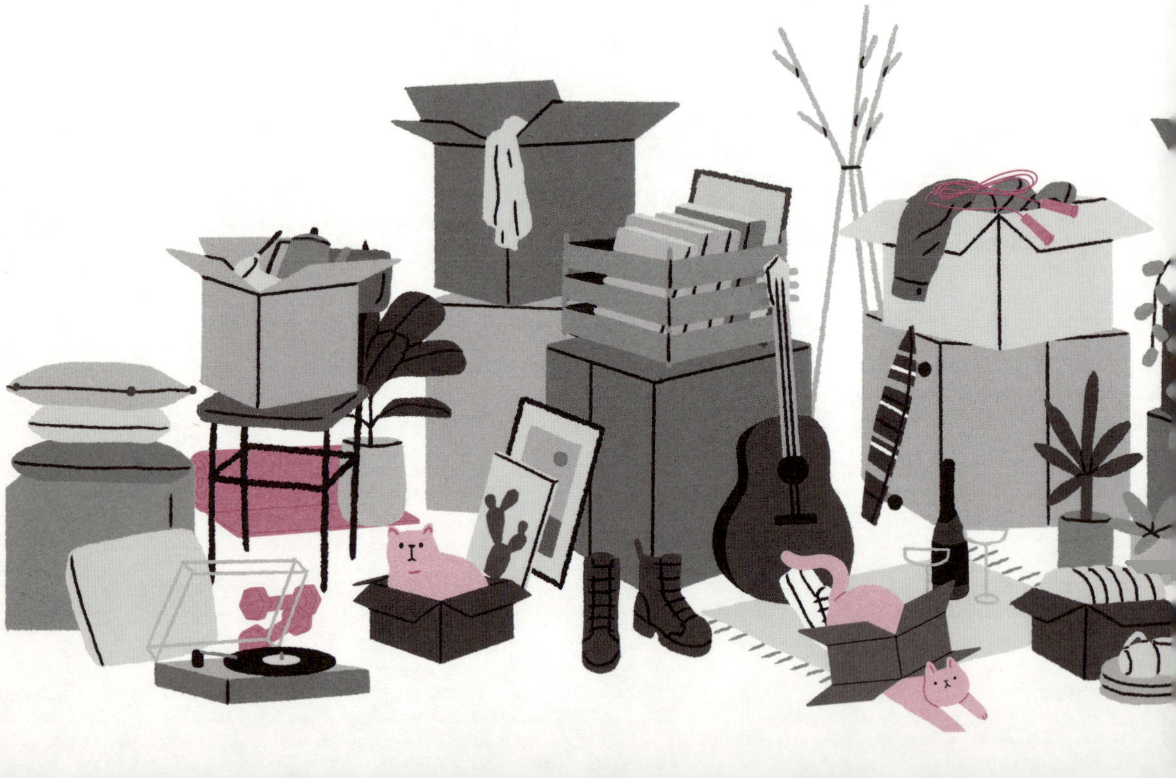

de la salle de bains, tiroirs du meuble à l'entrée... Il suffit d'y mettre son nez pour constater que le rangement selon Brigitte n'a aucune logique. Les draps mal pliés cohabitent avec ses affaires de ski ; sous le lavabo, les flacons de parfum vides s'entassent parce qu'elle les trouve jolis et ne veut pas les jeter. Objectif du week-end : **faire donc de la place et du tri**. En attendant, elle se réjouit d'avoir réussi à remettre la main sur ses lests de chevilles et ses poids de 500 g pour commencer sa routine de renforcement musculaire. L'élastique de résistance était au même endroit... Parfait ! Les exercices peuvent commencer.

C'est la routine !

Brigitte a mis en place **une petite routine de 15 minutes, simple et efficace**, inspirée des vidéos en ligne qu'elle a pu suivre et de ses mouvements préférés. Sur sa *playlist* de tabata, elle suit toujours le même rythme : 20 secondes d'effort, 10 secondes de récupération.

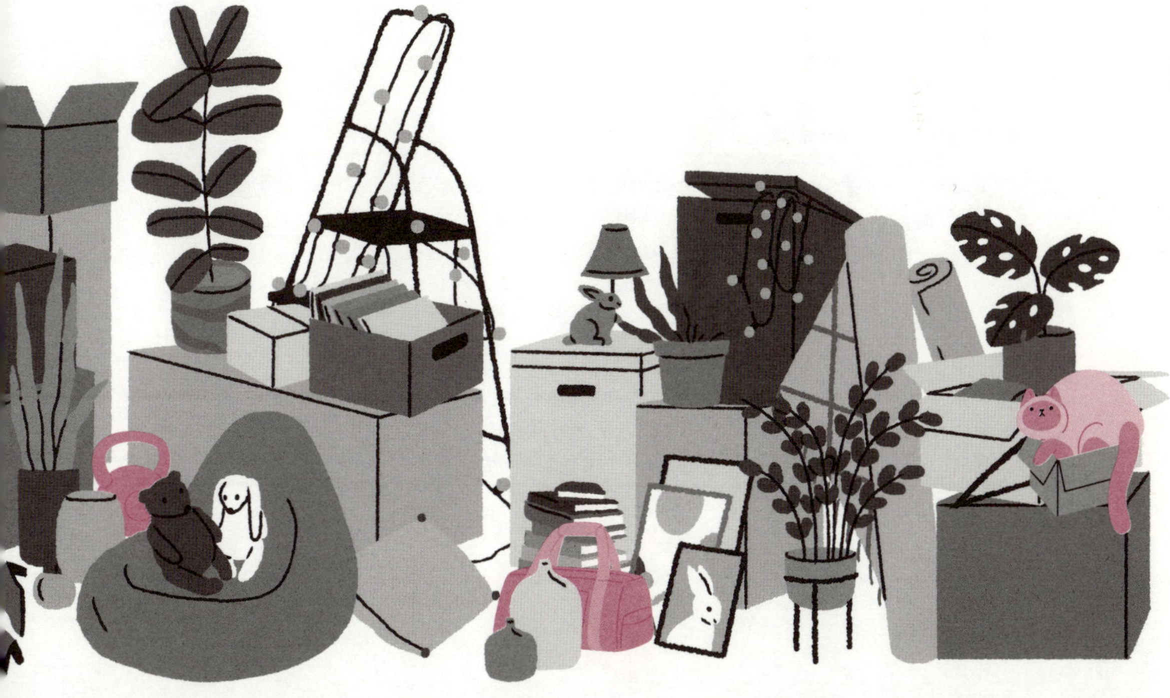

EXERCICE

LES BRAS

Tu peux, si tu le souhaites, scanner le QR code suivant pour avoir accès à cet exercice en vidéo :

1er round : chassé-croisé !

Avec un poids de 500 g dans chaque main, place tes bras tendus vers l'avant, paumes des mains vers le sol (refermées sur les poids, bien sûr). Effectue de rapides croisements main droite sur main gauche, puis main gauche sur main droite. Tiens jusqu'au stop du tabata.

2e round : oh hisse !

Plie très légèrement les jambes et incline un peu le buste vers l'avant en engageant tes abdos, le dos bien droit. Tes bras sont tendus vers le sol. Remonte les mains jusqu'aux aisselles, les coudes vers l'extérieur, en gardant la poitrine bien ouverte et la nuque bien droite, dans le prolongement de la colonne vertébrale.

3e round : coucooooouu !

Le buste redressé, bassin légèrement rétroversé, bras ouverts avec les coudes à hauteur des épaules, monte les mains vers le ciel et reviens à hauteur des épaules. Répète autant de fois que possible durant les 20 secondes.

4e round : à tire-d'aile

Genoux déverrouillés, dos droit, buste légèrement penché vers l'avant, abdos engagés et poitrine ouverte, les bras sont tendus vers l'arrière. Effectue de petits mouvements de haut en bas… Ça va piquer !

5e round : Musclor

Les bras collés au corps, remonte les mains au niveau de tes épaules en ne bougeant pas les coudes restés soudés au buste. Top pour renforcer les biceps !

6e round : triceps *killer*

Le coude droit est levé vers le ciel, la main droite calée entre les deux omoplates. Relève la main vers le ciel. Fais de même du côté gauche. Allez, tiens les 20 secondes, c'est dur mais c'est super efficace !

7e round : Playmobil

Les bras sont tendus le long du corps. En prenant soin de bien rétroverser le bassin et d'engager les abdos, remonte les deux bras en même temps, toujours tendus, vers l'avant, à hauteur d'épaules. Redescends doucement.

8e round : la croix

Place tes bras tendus sur les côtés, à hauteur d'épaules. Effectue de petits cercles vers l'avant puis vers l'arrière.

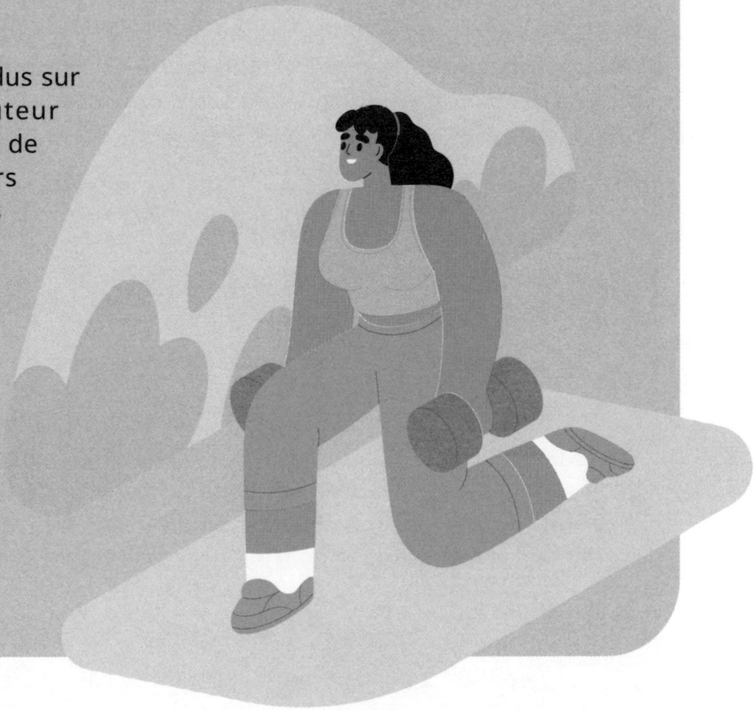

EXERCICE

LES SQUATS

Tu peux, si tu le souhaites, scanner le QR code suivant pour avoir accès à cet exercice en vidéo :

Accroche un lest à chaque cheville !

1er round

Pieds écartés de la largeur du bassin, dos droit, abdos engagés : fléchis les genoux et descends les fesses en les poussant vers l'arrière. Prends soin de reporter le poids du corps plus sur les talons que sur les orteils. Puis remonte.

2e round

Descends en squat et, en remontant, soulève le genou droit vers la poitrine, puis repose doucement le pied au sol. Redescends en squat et, en remontant, fais de même cette fois avec le genou gauche.

3e round

Descends en squat et reste genoux fléchis durant les 20 secondes. *Go*, respire, ça passe vite !

4e round

Effectue un squat en grande ouverture cette fois, les pieds bien espacés, orteils dirigés à 10 h 10, genoux dans l'alignement des pieds. Remonte et descends autant que possible durant les 20 secondes en prenant soin de garder le dos bien droit, la poitrine fière et le bassin rétroversé.

5e round

Les pieds écartés de la largeur du bassin, descends en squat et remonte en levant le genou droit à hauteur de la poitrine. Reste en équilibre puis repose doucement. Redescends en squat puis remonte cette fois en levant le genou gauche pour garder l'équilibre durant quelques secondes. Répète autant de fois que possible jusqu'à la fin du round.

6e round

Descends en squat et, en remontant, lève la jambe droite vers le haut sur le côté puis repose. Redescends en squat pour ensuite remonter en levant cette fois la jambe gauche sur le côté.

7e round

Même principe que le 6e round, mais lève cette fois la jambe droite vers l'arrière, en maintenant bien les abdos engagés pour ne pas forcer sur la cambrure. Répète puis lève la jambe gauche vers l'arrière.

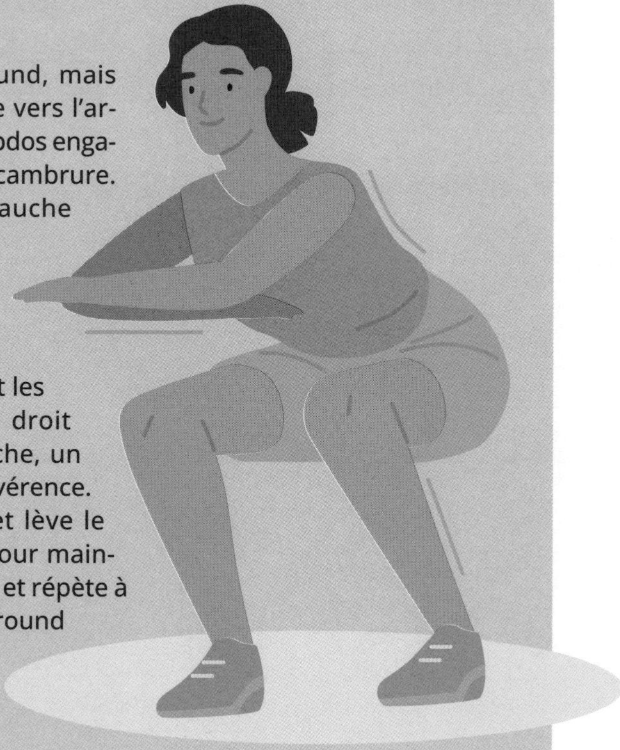

8e round

Descends en squat en croisant les jambes pour que ton genou droit passe derrière ta jambe gauche, un peu comme si tu faisais une révérence. En remontant, redresse-toi et lève le genou droit vers la poitrine pour maintenir un bref équilibre. Repose et répète à gauche puis jusqu'à ce que le round se termine.

EXERCICE

LES FESSIERS ET « ARRIÈRE-CUISSOTS » (C'EST COMME ÇA QUE BRIGITTE DÉNOMME LES ISCHIO-JAMBIERS)

Tu peux, si tu le souhaites, scanner le QR code suivant pour avoir accès à cet exercice en vidéo :

Sur ton tapis, à quatre pattes, posée sur les coudes, avant-bras au sol.

1er round : genoux fléchis, remonte le pied droit vers le ciel puis repose et recommence. Pense bien à engager tes abdos.

2e round : même chose avec la jambe gauche.

3e round : jambe droite tendue, remonte-la à hauteur du bassin, puis redescends. Répète jusqu'à la fin du round.

4e round : même chose à gauche.

5e round : jambe droite tendue, remonte-la à hauteur du bassin puis ramène la pointe du pied du côté gauche et reviens dans l'alignement. Répète durant 20 secondes.

6e round : pareil à gauche !

7e round : passe désormais sur les mains, tends la jambe droite, monte-la en contractant bien ton fessier, puis fléchis et ramène le genou à la poitrine en arrondissant légèrement le dos et en engageant les abdos. Recommence !

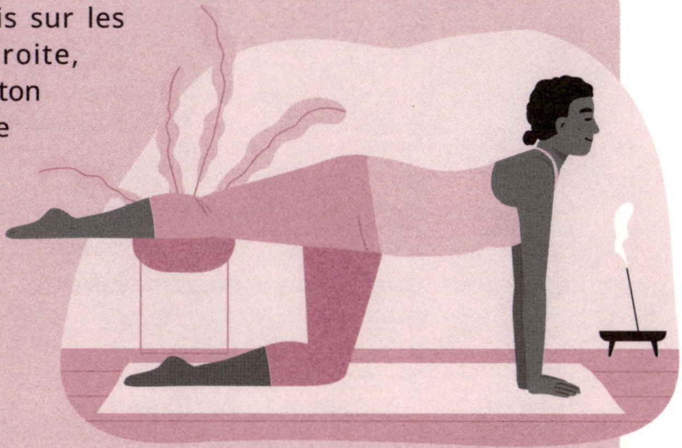

8e round : même chose du côté gauche.

Après l'effort, le réconfort

Avec 1 kilo de lest à chaque cheville, Brigitte fait la grimace. ***« J'ai le feu aux fesses »***, crie-t-elle en riant toute seule de ses propres bêtises. Sa petite routine de renforcement à peine terminée, elle pense déjà aux marches de l'escalier qu'il faudra monter malgré les courbatures aux fessiers. **Mais elle ne cache jamais sa satisfaction de ressentir quelques douleurs musculaires, preuve, pour elle, qu'elle a bien travaillé et que cellulite et capitons commencent à capituler.** Et ce n'est pas qu'une illusion.

JEU

LE BINGO DES BONNES HABITUDES !

Pendant une période d'un mois, à chaque fois que tu adoptes une bonne habitude, coche la case correspondante. Si tu parviens à compléter une ligne, une colonne ou une diagonale, bingo, à toi la récompense !

Marche 30 minutes	Mange 5 fruits et légumes	Prends les escaliers	Respire profondément pendant 10 minutes	Fais 20 minutes de renfo
Bois 1,5 litre d'eau	Dresse la liste de toutes tes qualités	Fais 15 minutes de yoga	Danse sur ta chanson préférée	Prépare un repas sain
Fais 20 minutes de *Magic Circle*	Marche sur un trajet au lieu de prendre la voiture	Passe une bonne nuit de sommeil	Fais des étirements matinaux	Fais des exercices sur la chaise au bureau
Fais des échauffements de barre au sol	Liste ce que tu aimes le plus dans ton corps	Fais une routine de 10 minutes de gainage	Teste une nouvelle activité sportive	Ris, parce que c'est bon pour les abdos
Choisis ton *Sankalpa*	Mange ta gourmandise préférée	Pose un peu le téléphone pour lire	Établis ton programme sport pour la semaine prochaine	Aime-toi très fort

QUELQUES SUGGESTIONS DE RÉCOMPENSES :

- une séance de massage ou de Spa ;
- une journée détente ;
- une nouvelle tenue de sport ;
- une soirée entre copines !

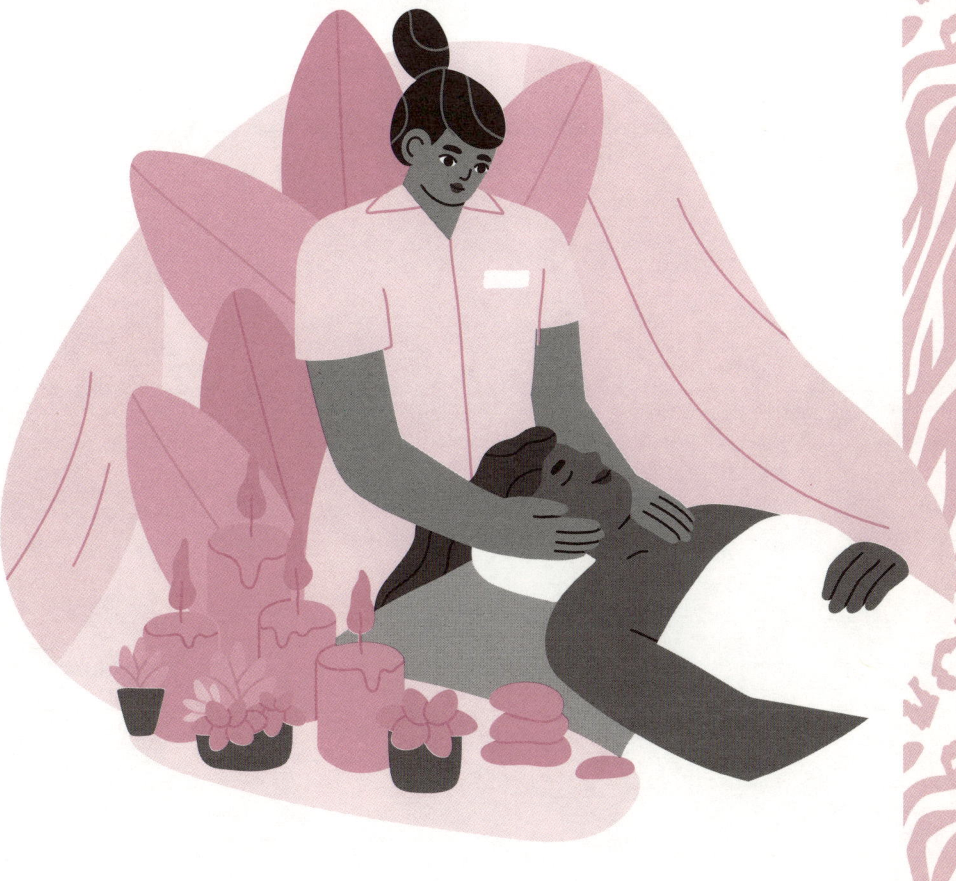

CONCLUSION

→ Faire le bilan : l'heure de vérité

→ Voir les efforts récompensés

→ Galvaniser son estime de soi

Cela fait plus d'un mois que Brigitte a repris le sport. Ventre et hanches se sont légèrement affinés, laissant apparaître l'esquisse de jolis petits abdos, les genoux ont retrouvé leurs contours, les fesses semblent plus fermes et rebondies, les épaules mieux dessinées, et les jambes plus galbées. Pas sûr qu'elle ait perdu des kilos, et ce n'était pas le but, mais son corps est déjà plus musclé.

Le verdict du jean

Brigitte se sent bien dans son petit 40. Hanches marquées, cuisses et fesses pulpeuses... Elle connaît sa morphologie, sait parfaitement qu'elle ne sera jamais aussi fine qu'une danseuse classique et ne rentrera pas de sitôt dans un 36. Son objectif étant simplement de fermer son jean préféré, c'est aujourd'hui l'heure du grand verdict. Va-t-elle pouvoir l'enfiler sans finir étalée, raide comme un piquet, la respiration suspendue à un si petit bouton ? Une réussite serait la bienvenue, à quelques heures de la soirée d'anniversaire à laquelle elle est invitée. Avec cette petite beauté, assortie à un body noir irisé, finement décolleté, et une paire de mocassins ultra classique, elle serait à tomber. Des talons auraient pu lui faire gagner quelques centimètres et affiner un peu plus sa silhouette, mais l'option du confort a finalement pris le dessus.

Elle décide de passer par son dressing avant de filer sous la douche. En cas d'échec au test du jean, elle doit pouvoir prendre le temps d'un shampooing et de la pose du masque capillaire pour réfléchir à un autre *outfit*.

Encore en tenue de sport, Brigitte prend une grande respiration et saisit la fameuse pièce en denim clair qui surplombe, dans un équilibre plus qu'incertain, la pile de pantalons entassés sur une étagère. Elle rêverait d'une immense penderie où

tout serait suspendu à des cintres, sans l'ombre d'un pli, mais son dressing est bien trop petit.
Elle se prépare mentalement. Ne pas se décourager si le jean reste trop serré. Ce sera sûrement à cause des muscles, plus volumineux que la graisse, c'est bien connu. Et puis, **qu'importe le verdict, elle doit rester fière de ses efforts et motivée à continuer**. Mais Brigitte est optimiste. Deux petits kilos d'été, plein d'apéros et de glaces à la chantilly, c'est pas si compliqué à éradiquer quand on se remet à bosser et à bouger.
Les roulements de tambour se font de plus en plus forts dans sa tête, le jean est posé sur le lit, déboutonné, prêt à en découdre avec son popotin dodu. Le scénario est bien ficelé, le suspense est à son comble, Brigitte s'amuse même à en rajouter. Après quelques pas en arrière, elle se redresse, menton relevé, regard noir et déterminé, et avance tel un militaire en plein défilé ne laissant rien apparaître des doutes qui l'assaillent. Plantée devant Jean le Juge, elle lui demande : « *Jean oh mon jean, dis-moi que je n'ai pas fait tous ces squats pour rien. Que le pouvoir de ta braguette et de ton petit bouton sonne le glas de ton verdict auquel je me soumettrai dans la réussite comme dans la déception.* »
Écroulée de rire devant une telle mise en scène, elle s'empresse de retirer son legging et d'enfiler son jean... Sans l'ombre d'une résistance, le denim glisse sur la peau, épousant dans l'harmonie la plus parfaite les rondeurs de ses jambes et de ses fesses. En un geste souple et délicat, elle remonte la fermeture Éclair et finit par boutonner le tout

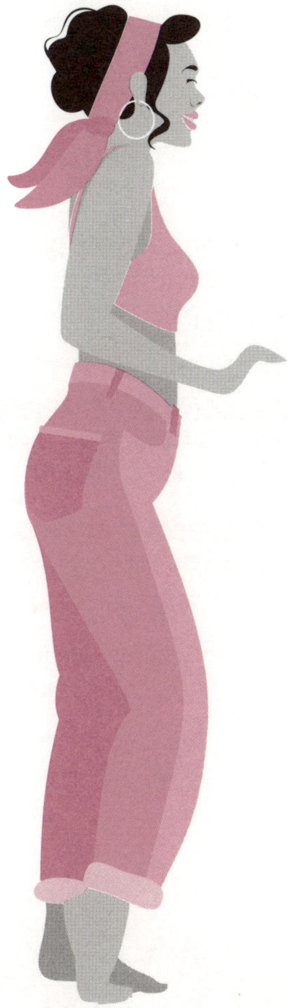

dans une allégresse absolument délicieuse. Brigitte, folle de joie, sautille dans son appartement tel un petit cabri dans une clairière. Elle s'arrête devant le miroir du salon, prend la pose et se tortille avec exagération. *« Alors ma cocotte, c'est qui la championne ? C'est qui la championoooooonne ?* » Dans une salsa maladroite et endiablée, elle se dirige vers la salle de bains et retire celui qui, il y a encore quelques minutes, lui donnait des sueurs froides.

TIPS

LE SPORT FAIT-IL MAIGRIR ?

Pratiquer une activité physique peut contribuer à faire perdre du poids seulement si d'autres facteurs tels que l'alimentation et le mode de vie général entrent en jeu.

Le sport à lui tout seul ne suffira pas si l'alimentation et le mode de vie restent excessifs et anarchiques. Pour engager une démarche de perte de poids, il faudra forcément allier sport, alimentation saine et sommeil récupérateur.

Sans forcément changer drastiquement ses habitudes alimentaires, le sport permet de maintenir une certaine stabilité du poids, de réduire la masse grasse et d'augmenter la masse maigre, c'est-à-dire les muscles !

Chez certaines personnes très fines, le sport peut aider à gagner en masse, et à prendre du bon poids !

Dans tous les cas, pratiquer une activité physique permet d'avoir une silhouette tonique et un corps sain.

L'amour de soi

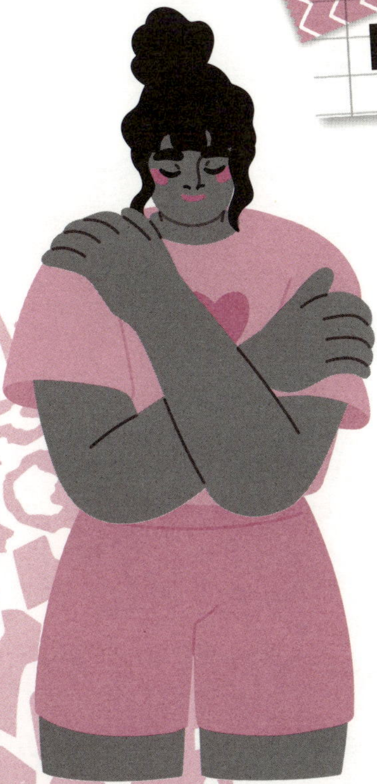

Sortie de la douche, peignoir sur le dos et serviette nouée sur la tête, Brigitte chantonne, le cœur léger et rempli d'autosatisfaction. Chez elle, **le sport a le don de galvaniser son « estime de soi ».** Elle est fière d'avoir repris une activité physique malgré, parfois, un sérieux manque de motivation. Fière d'avoir su jongler avec un planning chargé et souvent changeant, la poussant, certaines semaines, à reporter sa routine à des jours meilleurs. Fière d'être à l'écoute de son corps, d'en prendre soin, sans pression ni culpabilité. Fière du temps accordé à son bien-être physique et mental. Le sport, à sa façon, la canalise, l'apaise autant qu'il la remplit d'énergie. **Une énergie saine et positive, pleine de ces hormones du bonheur qui lui font voir la vie, et son corps, du bon côté.**

Elle enfile son body, remet son jean, glisse les pieds dans ses mocassins préférés, attache ses cheveux, parfume sa nuque et ses poignets. En attrapant son sac, elle caresse un chat du bout des doigts, récupère le cadeau et la bouteille de champagne posés juste à côté, claque la porte et descend l'escalier d'un pas léger… La fête peut commencer !

Solutions

VRAI OU FAUX, P. 47

1. Faux ! Comme les femmes, les hommes ont un périnée, tout aussi crucial pour soutenir les organes pelviens et dans la fonction urinaire.
2. Faux ! Le périnée est un groupe de plusieurs muscles. Il est également composé de ligaments et de tissus qui soutiennent les organes pelviens.
3. Vrai. Avec le poids du bébé et les fortes pressions lors de l'accouchement, le périnée peut perdre en tonicité après une grossesse. C'est pour cela que des séances de rééducation du périnée sont très fortement conseillées et souvent prescrites, après l'accouchement et avant toute reprise du sport.
4. Faux ! Prendre conscience de son périnée, et le travailler, l'entraîner, c'est réduire les risques d'incontinence et de descente d'organes.
5. Ultra faux ! C'est avant tout et surtout lors d'exercices qui ciblent les abdos qu'il faut bien penser à contracter son périnée !

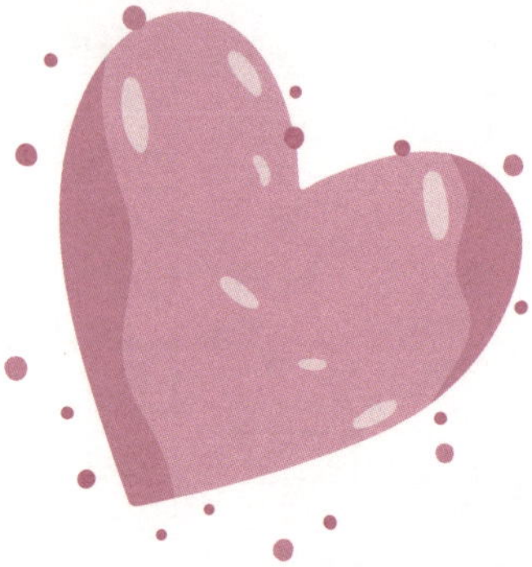

MOTS CROISÉS, P. 55

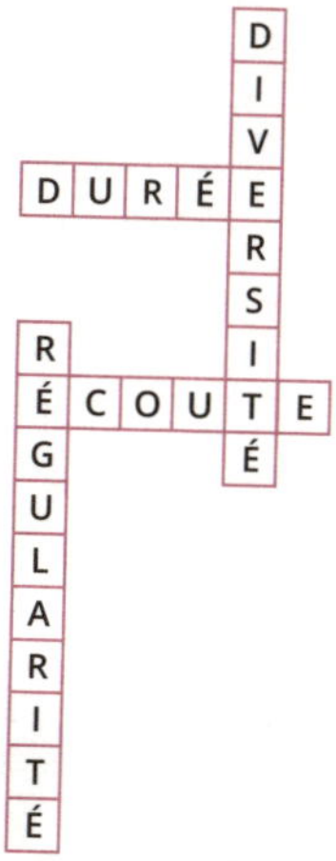

QUIZ, P. 61

1. Le chien
2. L'union
3. Au lever du soleil
4. Je contrôle ma respiration

LES POSTURES DE YOGA LES PLUS POPULAIRES, P. 66

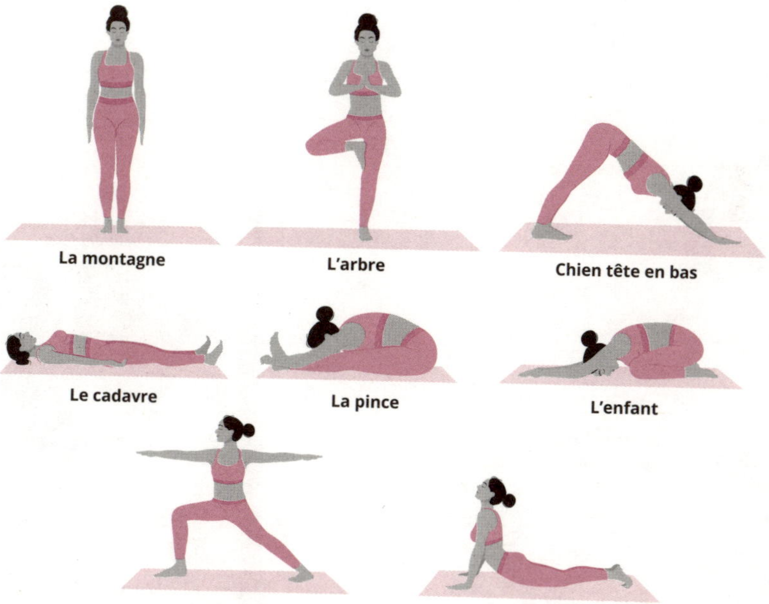
La montagne
L'arbre
Chien tête en bas
Le cadavre
La pince
L'enfant
Le guerrier
Le cobra